American Academy of Pediatrics

DEDICATED TO THE HEALTH OF ALL CHILDREN®

美国儿科学会
母乳喂养指南

· 第3版 ·

〔美〕琼·扬格·米克◎主编　　彭小萱　魏伊慧◎译

U0239748

北京科学技术出版社

The publication is a translation of NEW MOTHER'S GUIDE TO BREASTFEEDING, Completely Revised and Updated 3rd edition, © 2002, 2011, 2017 by the American Academy of Pediatrics.
Simplified Chinese translation copyright © 2023 by Beijing Science and Technology Publishing Co., Ltd.

本出版物是美国儿科学会出版的著作 *NEW MOTHER'S GUIDE TO BREASTFEEDING, Third Edition* 的翻译版，介绍的是美国儿科学会出版该原版书时美国通行的方法。本书不由美国儿科学会翻译，美国儿科学会对由翻译引起的错误、遗漏或其他问题不承担责任。

著作权合同登记号　图字：01-2023-3421号

图书在版编目（CIP）数据

美国儿科学会母乳喂养指南：第3版 /（美）琼·扬格·米克主编；彭小萱，魏伊慧译. —北京：北京科学技术出版社，2023.10
书名原文：New Mother's Guide to Breastfeeding, Third Edition
ISBN 978-7-5714-2975-1

Ⅰ.①美… Ⅱ.①琼… ②彭… ③魏… Ⅲ.①母乳喂养－基本知识 Ⅳ.① R174

中国国家版本馆 CIP 数据核字 (2023) 第 047977 号

策划编辑：赵丽娜	电　话：0086-10-66135495（总编室）
责任编辑：张　芳	0086-10-66113227（发行部）
责任校对：贾　荣	网　址：www.bkydw.cn
图文制作：旅教文化	印　刷：保定市中画美凯印刷有限公司
责任印制：李　茗	开　本：710 mm × 1000 mm　1/16
出 版 人：曾庆宇	字　数：189千字
出版发行：北京科学技术出版社	印　张：15.75
社　　址：北京西直门南大街16号	版　次：2023年10月第1版
邮政编码：100035	印　次：2023年10月第1次印刷
ISBN 978-7-5714-2975-1	

定　价：79.00元

本书编辑委员会

金加·A.苏克斯，医学博士，国际认证泌乳顾问，美国儿科学会会员

劳拉·R.维曼，医学博士，美国儿科学会会员

温妮·语，医学博士，美国儿科学会会员

谢里尔·蒂宾斯，医学博士，美国儿科学会会员

罗宾·米歇尔森，医学博士，美国儿科学会会员

史黛西·费恩，医学博士，美国儿科学会会员

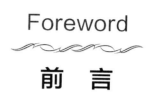

前　言

　　美国儿科学会向你郑重推荐这本《美国儿科学会母乳喂养指南》（第3版）。

　　母乳喂养可以给宝宝的人生提供最佳的开端，但母乳喂养并不总是那么容易。我虽然身为一名儿科医生，但是在给两个女儿进行母乳喂养时还是遇到了很多问题！本书将帮助你了解母乳喂养的诸多好处，让你有信心成功实现母乳喂养的目标。

　　本书独一无二，因为它由美国儿科学会众多专门研究母乳喂养的儿科医生和其他专家撰写和审阅。你可以放心阅读本书，因为它涵盖了这些专家掌握的最新信息和研究结果。你还可以通过浏览美国儿科学会的官方网站来获得相关研究的最新信息。

　　我们希望本书成为你以及支持你的家庭成员的宝贵指南和最佳参考书。我们建议你在阅读本书的同时向儿科医生咨询，他会根据孩子的健康状况提供个性化指导和帮助。

　　美国儿科学会由67000位儿科保健医生、儿科专科医生和小儿外科专家组成，倾力保障儿童和青少年的健康、安全和幸福。《美国儿科学会母乳喂养指南》再版也是美国儿科学会工作的一部分，我们希望在大量关于儿童健康的信息中筛选出高质量的信息并提供给父母们和其他照顾孩子的人。

凯伦·雷姆利（Karen Remley）

美国儿科学会首席执行官

Dedication

题 献

谨以此书献给那些将孩子看作当下最大动力与未来最大希望的人。

美国儿科学会认为,对婴幼儿的健康发育来说,母乳喂养有着重要的作用。本书得以出版,要感谢那些坚持母乳喂养的妈妈和医学专家,他们在我们的文化中维护了母乳喂养的地位,并且希望当下与未来有越来越多的女性可以体验这种独一无二的经历,养育与呵护她们的孩子。我们希望读到本书的女性更有信心地做出母乳喂养的决定,在母乳喂养早期获得一些帮助,找到解决问题的实用方法,知道在哪里寻求专业的帮助,想母乳喂养多久就喂养多久。

本书作者琼·扬格·米克(Joan Younger Meek):

感谢桑迪·汤普森(Sandy Thompson),她是我的母亲,她在母乳喂养这件事上给予我的支持最终改变了我的职业道路;感谢凯蒂(Katie)、蕾切尔(Rachel)和约瑟夫(Joseph),他们教我如何成为一个哺乳妈妈;感谢乔舒亚(Joshua)、尼古拉斯(Nicholas)和卢卡斯（Lucas），他们让我知道成为祖母有多开心；感谢保罗（Paul），他支持我做出的母乳喂养的决定；感谢德博拉·斯夸尔（Deborah Squire）医生，作为一名支持母乳喂养的儿科医生，他尽职尽责地密切关注我的情况；还要感谢我在儿科实习时，信任我、把照顾孩子的重任安心交给我的那些家庭。我把这本书献给贝蒂·琼·范米特·扬格（Betty Jean Van Meter Younger），她是一位用爱抚育孩子的模范母亲。感谢美国儿科学会母乳喂养分会所做的伟大工作和贡献。

注　意

本书的内容不能替代儿科医生的意见，而只是对其进行补充。当你出现书中所描述的某些症状时，你要向医生咨询，让他针对你的个人情况做出诊断，并告知你相关的治疗方法。如果你对如何将本书中的知识运用到你的孩子身上有任何疑问，请向儿科医生咨询。

Table of Contents

目 录

第一章

选择母乳喂养

·关键点·

- 几乎每位母亲都可以母乳喂养。
- 母乳喂养的益处：

更有利于母婴的健康；

加强妈妈和宝宝之间的联系；

为宝宝的人生提供良好的开端；

方便；

经济实惠。

- 母乳喂养是一件只有妈妈才能为宝宝做的事情。
- 美国儿科学会建议纯母乳喂养到孩子 6 个月，并在添加固体辅食后继续母乳喂养，至少坚持到孩子 1 岁。

恭喜你怀孕了！这意味着你将经历一段时间的情绪波动，要做好准备和宝宝一起迎接新生活。与此同时，你可能也要做出一些大大小小的决定：宝宝睡在哪里？我还能继续工作吗？如果我重返职场，谁来照顾宝宝？

这些问题中最重要的是，你是否选择母乳喂养。母乳喂养虽然是你个人的决定，但对宝宝的健康有重要的影响。也许和许多准妈妈一样，你对母乳喂养有许多疑问，比如如何给宝宝哺乳，你的生活方式、时间安排及家庭环境是否适合母乳喂养，等等。无论从短期还是长期来看，母乳喂养对你和你的宝宝都有益处，其中包括可以预防多种疾病。最终决定是否母乳喂养的只有你自己，不过本书里的信息或许对你做决定有一些帮助。

母乳喂养对我有意义吗？

母乳喂养可以说是最有益、回报最大的自然行为之一，但当你面对一大堆其他义务或者听到许多互相冲突的建议时，这种行为也可能看起来有些吓人。在后面的章节中，你将找到你关心的许多问题的明确答案和具体解决方法，了解可以帮助妈妈正确并成功进行母乳喂养的支持服务体系，其中包括儿科医生、产科医生、护士、家庭医生、母乳喂养专家以及母乳喂养支持组织等。另外，本书也会为你提供许多网络资源。

目前已有大量研究表明，母乳喂养对婴儿多么有益。我们现在知道母乳喂养不仅加强了妈妈和宝宝之间的亲子关系，还有利于宝宝的健康，能促进他的脑部发育，在他的每个关键发育期精确地提供他所需的不同种类的营养物质。母乳喂养的益处如此之大，超过了其他任何一种喂养方式。事实上，全球的健康组织已经就母乳喂养的益处达成共识，提倡给婴儿喂母乳———一种纯天然、有营养，又有情感交流功能的食物。例如，世界卫生组织（World Health Organization，简称 WHO）鼓励女性纯母乳喂养（除了母乳，不给孩子吃任何东西）至孩子大约 6 个月大，并继续母乳喂养至孩子 2 岁或更长时间，以使孩子充分获得母乳的益处，得到最佳营养，提高抵抗力。美国妇产科医生学会（American College of Obstetricians and Gynecologists）、美国家庭医生学会（American Academy of Family Physicians）、母乳喂养医学会（Academy of Breastfeeding Medicine）、美国饮食营养协会（American Dietetic Association）也建议对6个月内的婴儿进行纯母乳喂养。母乳喂养应该至少持续到孩子1岁，之后只要母亲与孩子都愿意，母乳喂养就可以继续。不过，孩子满6个月后要适当食用一些固体辅食，也就是通常所说的"婴儿食品"。

我们的立场

作为美国公认的一流儿科医生协会，美国儿科学会致力于提高所有孩子的健康水平。母乳喂养对婴幼儿的健康、发育和社会心理发展有巨大的影响，因此我们建议母乳应是4个月内的婴儿的单一营养来源，最好对6个月内的婴儿进行纯母乳喂养，之后坚持母乳混合辅食喂养至婴儿12个月。此后，只要母亲和孩子都愿意，母乳喂养就可继续。尽管是否选择母乳喂养最终还是你个人的决定，但我们依然有责任提供给你关于母乳喂养的最全面、最新的信息，告知你母乳喂养的益处以及方法，从而保证你在获得充分信息的情况下决定自己的喂养方式。

（想了解美国儿科学会关于母乳喂养的建议和策略，请浏览美国儿科学会的网站。）

在你为当妈妈做各种各样的准备时，你一定想解开所有关于母乳喂养的疑惑。你会考虑如何协调好工作和母乳喂养的关系，如何让你的丈夫也参与到养育孩子中来，以及如果一开始哺乳不顺利该怎么办。你要了解母乳喂养的机制，从而知道哪些现象是正常的，并意识到将有哪些困难。与此同时，你也要了解一下你家附近有哪些机构可以为你的母乳喂养提供支持服务。

作为儿科医生，我们非常希望利用我们现有的知识来帮助你实现母乳喂养。通过这本指南，我们将向你提供有关母乳喂养的足够的信息、鼓励与支持，帮助你顺利进行母乳喂养。你将知道，上百万的女性，无论是外出工作还是当全职妈妈，无论是初产妇还是经产妇，都是怎样通过母乳喂养来为她们的宝宝提供最好的营养的。当然，你也可以做到这一点。

我的母亲是否有母乳喂养的经历？

当你还是婴儿的时候，你也许未曾吃过母乳，但你的母亲也许吃过，你的祖母则更有可能吃过。随着父母的观念和社会风潮不断变化，科学研究结果不断增加，和其他育儿方式一样，母乳喂养一直在被接受与被抛弃这两个状态中循环往复。

当然，在一个世纪以前，妈妈们在喂养方式上并没有太多选择。在20世纪初期，大多数的美国妈妈选择母乳喂养，超过半数的宝宝在1岁以后仍然吃母乳。没有母乳、不想母乳喂养或过早没有乳汁的妈妈，会选择请一位奶妈或给宝宝喂动物的乳汁、"糊糊"（用面粉、米饭和水混合制成的一种食物），结果是新生儿的存活率出现了显著下降。在接下来的几十年里，玻璃奶瓶和橡胶奶嘴普及，巴氏消毒法和维生素补充剂被广泛应用。这样一来，尽管当时人们并不清楚人工喂养（用动物的乳汁或配方奶喂养婴儿）会对宝宝的长期健康和成长发育产生什么样的影响，但是在生活中人工喂养变得越来越普遍。在第二次世界大战期间，更多的女性选择外出工作，人工喂养率大幅上升，这个趋势持续到了20世纪60年代。到了1966年，只有18%的新生儿在出院时还吃母乳，在他们回家后这一比例更是大大下降。到了20世纪70年代初期，美国的母乳喂养率跌至有史以来的最低水平。

然而，也就是在这一时期，医学研究提供的大量证据证明母乳在婴儿的健康和发育方面具有巨大优势。科学家们注意到，人工喂养的婴儿更容易患病。他们耳部感染的发病率更高，更容易腹泻，出现过敏的情况也更多。与此同时，20世纪70年代中期发起的一场提倡自然分娩与哺乳的运动，使母乳喂养率有所回升。1982年，母乳喂养的新生儿约占全部新生儿的62%。在2013年出生的婴儿中，这一比例提高至81%以上。不过，令人失望的是，由于母乳喂养与工作产生冲突并缺乏足够的支持，许多妈妈都过早地放弃了母乳喂养。2013年，美国国家免疫调查的数据显示，全美只有52%的新生儿在6个月大时依然吃母乳，等到他们满1岁时这一比例跌至31%以下。仅44%的婴儿在出生后3个月内是由纯母乳喂养的。更重要的是，尽管每个主流医学协会都推荐6个月内的婴儿由纯母乳喂养，但是只有22%的婴儿在前6个月是纯母乳喂养的。研究表明，虽然大多数妈妈一开始都进行母乳喂养，但许多人并没有坚持下去，有太多的婴儿在出院前就开始喝配方奶了。造成这种情况的原因有很多，比如父母缺乏知识、帮助或资源。你可以用本书提供的母乳喂养的信息来武装自己，确保你的医院、医生、家庭和工作场所都能够为你成功进行母乳喂养保驾护航。研究结果表明，母乳成分可以自动发生变化以适应婴儿各个阶段的发育，可以为1岁以内的婴儿持续并精确地提供他们生长发育所需的营养。

如今，喂养方式并非只有两种选择——亲自哺乳或喂配方奶。妈妈可以亲自哺乳；可以提前挤出母乳，装在奶瓶里储存起来以便日后使用；当母乳不足或母乳不能用于喂养时，也可以使用母乳库中经过标准化处理的捐赠母乳或使用配方奶。你在特定的时间做出的选择取决于你所处的环境以及你和宝宝的实际需求。不过在做选择前，你还是要了解每个选项的优缺点，了解母乳喂养可以给你和宝宝带来的众多益处。母乳喂养可能是最健康、最让你感觉幸福的

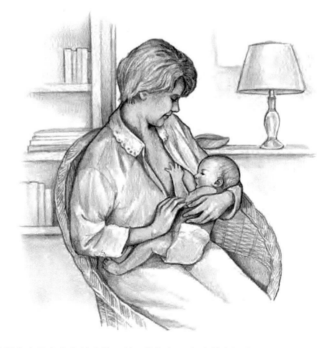

母乳喂养确保宝宝的人生有健康的开端，给妈妈和宝宝带来好处。

喂养方式，不过其他选项也有它们的优点。目前，众多的母乳喂养支持服务（母乳喂养专家、母乳喂养支持组织以及大量网络信息）、高效的母乳喂养辅助用品（电动吸奶器、母乳储存器等）和逐渐提高的社会接受程度（越来越多的公共场所哺乳行为，以及产假、公司设立的"母乳喂养室"和国家立法）都为母乳喂养的顺利进行保驾护航。我们希望，当你了解了母乳喂养带来的众多益处，意识到养育孩子在你生活中的地位后，你能最终决定进行母乳喂养。你的孩子值得拥有一个健康的开端。

母乳喂养对宝宝有哪些好处？

人工喂养很常见，大多数人认为配方奶也包含母乳所具有的多种营养成分，而且人工喂养的宝宝明显长得更快一些。事实上，母乳和配方奶在本质上有很大的不同。母乳是一种混合物，含有众多的物质与丰富的营养，科学家至今还没有完全弄清楚母乳中的所有成分。到目前为止，没有任何一种工业生产的配方奶可以完全复制母乳中的成分。母乳提供了许多促进生长和免疫保护的成分，这些成分是婴儿配方奶所无法提供的，因为最常见的配方奶是基于牛奶制成的。另外，母乳喂养既是一种喂养行为，也是一种亲子行为，母婴之间的肌肤接触还会导致妈妈和宝宝体内产生特定的激素的反应，这不是对母乳成分进行科学分析就能弄清楚的。

对免疫系统的好处

母乳能提供宝宝健康成长所需的几乎所有的蛋白质、糖和脂肪，并含有有助于完善宝宝免疫系统的一些物质，包括抗体、免疫因子、酶以及白细胞等。这些物质不仅在母乳喂养的这段时间内使宝宝的身体免受许多病毒与细菌的侵袭，还可以在断奶以后的很长时间内为宝宝构建一个安全屏障。配方奶没有这种保护作用。

如果你在照顾新生儿时患上了呼吸系统疾病，那么你很有可能将病菌传给你的宝宝。但与此同时，你的身体为了抵抗病菌而产生的抗体也会通过乳汁传给宝宝。这些抗体将帮助宝宝迅速并有效地战胜病菌，避免宝宝生病。这样一个疾病防御机制可以显著降低母乳喂养的宝宝患耳部感染、呕吐、腹泻、肺炎、尿路感染及脊膜炎等疾病的风险。一个不满 1 岁的婴儿，如果纯母乳喂养至少 4 个月，那么相比人工喂养的婴儿，患假膜性喉炎、支气管炎或肺炎等下呼吸道疾病的概率更小。对被集中看护的婴儿来说，因为彼此亲密接触，他们更有可能互相传播各种各样的病菌，但如果他们吃母乳（妈妈亲自哺乳或将母乳装入奶瓶喂给他们吃），则很少生病。

正常情况下，所有人的小肠内都存在数量庞大的细菌。其中一部分细菌可以让人体正常、健康地运转，另一部分则可能引发疾病（如腹泻等）。母乳能够促进婴儿肠道内有益菌的生长，因为母乳能为这些菌群提供健康的生长环境，另外母乳中一种叫作益生元的物质也能发挥一些作用。母乳在促进人体内"友好"菌群繁殖的同时，也会抑制一些致病细菌（如大肠杆菌）生长、繁殖和定植于肠道内，这样就可以避免它们作用于肠道，引起感染。研究已经证明，人工喂养的婴儿发生由病毒和细菌引起的腹泻的概率更大，出现这种情况后可能需要治疗，甚至需要静脉补液。

母乳有益于肠道健康，而肠道健康对婴儿发育中的免疫系统有重大影响。存在于肠道中的微观生态系统被称为微生物群，它与能减少炎症的微生物定植在一起，可能在降低患癌症和其他疾病的风险中长期发挥作用。

母乳含有寡糖，它能促进肠道中特定类型细菌的生长，还能抑制肠道中的有害细菌。母乳还含有一些非常重要的成分，这些成分向新生儿体内的特定基因发出信号，使其开启或关闭，以达到最佳健康状态。可能正是因为这些成分，母乳喂养人群患免疫介导性疾病或慢性疾病的比例逐渐降低。

母乳喂养还有其他优点。目前已经有一些证据表明母乳能够防止宝宝过敏。对那些有过敏家族史的宝宝来说，母乳比牛乳配方奶或大豆配方奶更不容易引起过敏。如果这些宝宝经纯母乳喂养至少4个月，那么他们出现牛奶过敏、湿疹或哮喘的风险都会降低。近来有专家推测，母乳含有的免疫成分中可能存在一些抗过敏物质。尽管现在依旧不清楚母乳喂养对宝宝过敏有怎样的长期影响，现有的研究也未能详细评估母乳对无过敏家族史的宝宝的作用，但对所有宝宝来说，纯母乳喂养依旧是第一选择。宝宝仍在接受母乳喂养时接触饮食过敏原，可能有助于防止有过敏家族史的宝宝出现过敏症状。对于有过敏家族史、已经出现严重湿疹及食物过敏症状的宝宝，在6个月大时摄入少量的花生蛋白（如吃少量花生酱），已被证明可以降低宝宝发生花生过敏的风险。关于在宝宝的饮食中添加花生蛋白和其他过敏性食物（如鸡蛋、大豆、小麦、鱼和牛奶）的时间和监测方式，请向儿科医生咨询。花生有导致窒息的危险，绝对不能喂给婴儿吃。

母乳喂养对健康的益处

研究显示，母乳喂养的婴儿可以获得许多健康方面的益处。相比人工喂养的婴儿，母乳喂养的婴儿患以下疾病的风险更低。

- 耳部感染；

- 湿疹、食物过敏、哮喘；

- 胃肠道感染及由此引起的呕吐与腹泻；

- 肺炎及其他呼吸系统疾病；

- 青春期及成人肥胖症；

- 1 型与 2 型糖尿病；

- 儿童白血病及淋巴瘤；

- 婴儿猝死综合征。

相比人工喂养的宝宝，母乳喂养超过 6 个月的宝宝患白血病和淋巴瘤的风险更低，这可能是因为母乳含有抗体以及其他免疫成分。除此之外，研究还表明，母乳喂养的宝宝发生婴儿猝死综合征的风险比没有吃过母乳的宝宝低 36%~50%，但其中的作用机制尚未明确。最近的研究显示，与没有吃过母乳的宝宝相比，母乳喂养的宝宝在青春期和成年后肥胖的概率更小，他们患 1 型或 2 型糖尿病的风险也更低。

对生长发育的好处

母乳可以帮助宝宝抵御周围存在的种种危险，其中的成分还会根据宝宝生长发育的不同需求进行调整，这种调整在宝宝出生后的前几周尤为明显。产妇最开始分泌的乳汁叫作初乳。它是一种浓稠的液体，呈黄色或橘色，通常分泌量比较小，但蛋白质含量较高，易于新生儿消化。初乳含有的抗体水平较高，这对脆弱的新生儿来说特别重要。（如果你的宝宝是早产儿，你的初乳会含有更多的蛋白质和不同类型的脂肪，它们对于早产儿有很重要的作用。）在产后的几天内，初乳逐渐转化为更成熟的乳汁，即过渡乳。相比初乳，过渡乳分泌量会大大增加，蛋白质的含量会降低，乳糖和脂肪的含量会增加，从而可以适应婴儿不断变化的需求。仅在一次哺乳过程中，母乳中的脂肪含量也会发生一定的变化——刚开始很少，随后逐渐增加。母乳的成分甚至在一天之内都会发生变化。成熟乳含有较多的脂肪以促进婴儿的成长，这种脂肪对人体来说是健康的。

许多研究表明，在不考虑社会因素、经济因素及母亲智商差异的情况下，母乳喂养的孩子比人工喂养的孩子在智商测试中得分更高，在其他认知能力测试中的表现更出色。而这种差异在体重较轻的新生儿和早产儿中更为明显。当然，仅仅进行母乳喂养并不能保证你的宝宝将来成为一个小天才，但有证据显示，从生长发育的许多方面来看，母乳喂养的确能使宝宝更充分地发挥遗传上的智力优势。因为在婴幼儿时期，宝宝的脑部在以最快的速度发育，而母乳中的特殊物质对脑细胞间各种连接的建立起重要作用。同时，母乳喂养还能增强婴儿（特别是早产儿）在视觉和听觉上的敏感性。

对心理健康的好处

新生儿可以从哺乳时的亲密接触中收获很多。宝宝原本待在封闭、黑暗的子宫内，突然有一天他到了一个陌生的环境中——有明亮的灯光、嘈杂的声音和新鲜的味道，这时宝宝特别需要通过你们之间的身体接触来获得安全感。把他抱在你的臂弯里，用你的乳汁给予他营养，你就可以让宝宝将出生前后的生活串联起来。凝视你的眼睛的那一刻，宝宝知道妈妈会关爱他，保护他，在他适应这个新世界的过程中会一直陪在他身旁。除此之外，母乳喂养可以刺激你的身体分泌一系列激素，从而强化充满母爱的行为。宝宝从妈妈那里获得的情感上的关联感与营养上的益处一样重要。科学家认为，婴儿与母亲建立起紧密的情感联系后，他学东西会更快。母乳喂养可以促进母婴之间的亲子关系，这将在婴儿日后的生长发育过程中起重要作用。

母乳喂养对我也有好处吗？

母乳喂养对你来说也是一份非常珍贵的礼物。许多妈妈在哺乳过程中与宝宝建立起身体上和情感上的联系，并从中获得极大的满足感和幸福感。这些感觉会因为妈妈体内分泌的一些激素而得到加强。例如，催乳素会让你保持心情平和，从而可以放松并专注地哺乳；后叶催产素则可以强化爱的感觉并让母婴之间的关系更加亲密。或许正是因为这些令人愉悦的感觉，许多在第一胎选择母乳喂养的妈妈再次生育后仍然会选择母乳喂养。

母乳喂养除了可以使妈妈在情感上得到满足之外，还有益于妈妈的身体健康。选择母乳喂养的妈妈产后恢复得更快。前面提到的后叶催产素会在妈妈哺乳时分泌，可以促进子宫收缩，使子宫更快地恢复到产前大小，减少产后出血。越来越多的研究发现，未进行母乳喂养的女性患 2 型糖尿病、肥胖症、产后抑郁症、风湿性关节炎和心血管疾病（如高血压、心脏病）等疾病的风险可能会增加。对不进行母乳喂养的女性群体来说，死于心脏病的风险更大。此外，纯母乳喂养可以推迟妈妈月经恢复的时间，也就是说可以延长女性两次怀孕的时间间隔，这对母亲和婴儿都更健康。（如果妈妈的月经尚未恢复、婴儿未满 6 个月且妈妈全天都进行纯母乳喂养，那么纯母乳喂养可以说是一种天然的避孕方法。有关母乳喂养与避孕的更多信息请见第六章。哺乳期女性应向妇产科医生咨询以获得对母乳喂养影响最小的避孕指导。）

母乳喂养的优点很多，全家人都能从中受益。例如，相比配方奶，母乳更经济实惠。在哺乳期，你每天只需额外从食物中获得 400~500 千卡（1 千卡 ≈ 4.2 千焦）热量来产生乳汁。而如果选择使用配方奶，因配方奶品牌和类型（粉状或液体），以及宝宝食量的不同，每天你将多花 4~10 美元。（如果孩子的爸爸帮忙在夜间给孩子换尿布，你夜间的喂奶会更轻松。）此外，你还可以随时抱着孩子出门，不需要背着满满一包的喂养用品。你可以在家附近逛逛，也可以去更远的地方。母乳通常比较易得，并且可以在适当温度下保存，所以在旅行中母乳喂养比较方便。母乳喂养也更绿色环保，因为你不需要清洗奶瓶，也没有废弃的奶粉罐要处理。

关于热量

在哺乳期，女性平均每天额外需要 400~500 千卡热量来为宝宝提供足够的乳汁。具体需要多少热量不仅与妈妈的孕前体重有关，还与妈妈是否进行纯母乳喂养、婴儿是否吃辅食有关。分泌乳汁所需的热量中，有一部分来自母体在孕前和（或）孕期的"储存"。总之，在产后的前 6 个月内妈妈的热量需求比较大。随着宝宝渐渐长大，也就是 6 个月以后，宝宝开始吃辅食，妈妈所需的额外热量越来越少。哺乳期热量摄入不足的妈妈体重减轻的速度会更快一些，而那些热量摄入较多的妈妈体重减轻的速度则相对慢一些。一般来说，我们不建议妈妈在产后迅速减重，最好还是慢慢恢复身材。

虽然前面提到了这么多好处，但大多数妈妈在选择母乳喂养的时候，首先考虑的还是作为妈妈的满足感，因为母乳喂养为妈妈和宝宝提供了专属于他们的独特的情感经历。母乳喂养是只有妈妈才能为宝宝做的事，母婴双方可以在身体上与情感上建立起强大的、独一无二的联系。孩子的爸爸、兄弟姐妹还有其他的家人都可以通过支持这一充满爱意的行为来表达对家庭新成员的欢迎。

可不可以选择配方奶？

在科学家努力研究母乳成分的同时，配方奶的制造商也在不断地改良他们的产品，尽可能地使其成分更接近母乳。想完全复制像母乳这样成分复杂的物质几乎是不可能的，但如果你不能亲自哺乳，也无法挤出乳汁或使用捐赠母乳，你可以选择配方奶。

一小部分新手妈妈会因为身体状况，比如分泌乳汁的腺体发育不全（见第二章）或受缩胸手术的影响，不能正常分泌乳汁。我们目前不建议感染艾滋病病毒的女性进行母乳喂养，因为病毒会通过乳汁传染给婴儿。新近感染肺结核的妈妈也不宜哺乳，除非妈妈正在服药并确定疾病不再具有传染性。如果妈妈正在服用某些药物，如违禁药物或用于治疗严重精神疾病的药物，我们也不建议进行母乳喂养。妈妈在哺乳期服用任何药物都应该经过医生许可。如果妈妈必须服用的药物不宜在哺乳期服用，医生通常会推荐一种相对安全的替代药物。幸运的是，大多数的常见药物都可以在哺乳期服用（有关药物治疗可能对哺乳的影响的更多信息请见第五章）。

在少数情况下，婴儿患有的一些疾病也会妨碍母乳喂养。例如，半乳糖血症——一种罕见的遗传性疾病——会导致患儿不能代谢母乳或牛乳配方奶中的糖（美国大部分州会在新生儿出生筛查中针对该疾病进行筛查）。患有典型半乳糖血症的婴儿需吃不含乳糖的配方奶。提前很早出生的早产儿一开始不能由妈妈亲自哺乳，但可以用奶瓶吃挤出的母乳。纯母乳不足以满足很早出生的早产儿快速增长的需求，因此他们在吃挤出的母乳的同时，还需要额外的营养补充剂，即母乳强化剂。

你如果在母乳喂养是否适合自己或宝宝方面有任何疑虑，应该向医护人员说明自己的健康情况和病史。对几乎所有的妈妈和宝宝来说，母乳喂养的好处多于任何潜在的风险，除了上面提到的情况。

大多数情况下，并不会有这么多的因素影响母乳喂养，但你仍可能在哺乳过程中感到不适。如果宝宝的衔乳姿势正确，那么你在哺乳过程中是不会感到疼痛的。但宝宝衔乳姿势不正确会导致你乳头疼痛，甚至出血，在刚开始哺乳的头几天尤其容易这样。一些妈妈会因为出师不利而产生挫败感，甚至不想再继续进行母乳喂养。其实在大多数情况下，护士、儿科医生以及母乳喂养专家都可以帮助宝宝养成正确的衔乳姿势，减轻你哺乳时的不适感。

新手妈妈也很容易受到丈夫、其他家人和朋友的意见的影响。如果你的妈妈或周围的女性未曾进行过母乳喂养，或者不知道它的好处所在，她们可能鼓励你放弃母乳喂养而选择人工喂养。你的丈夫或许也赞成。这些向你提出建议的人本是好心，但他们可能没有充分认识到母乳喂养的重要性。针对他们提出的问题与质疑，你都可以在本书中找到最佳答案。本书还会告诉你，无论你做出什么样的决定，你身边总有一些人会支持你。如果你在母乳喂养过程中变得十分焦虑，以致你的情绪可能对你和宝宝之间的关系产生负面影响，你可以与有经验的妈妈交流以减轻你的焦虑感。

当然，我们不会因为你选择了某种喂养方式，就得出你是好妈妈或坏妈妈的结论。如果想进行母乳喂养的话，你就要解决那些会影响母乳喂养的问题，无论是疾病还是其他生理性问题。如果你和宝宝都在为母乳喂养努力，你又拥有完美的支持团队，那么在产后的前几个星期你可以解决绝大多数的问题。接下来，你就可以尽情地享受母乳喂养这一过程了。

母乳喂养最好持续 12 个月，但实际上无论你坚持哺乳多久，都会给你和你的宝宝带来不少益处。你不需要太担心重返职场后无法继续哺乳，因为哪怕你只哺乳到重新开始工作时对宝宝也十分有益。在将要外出工作的几个星期前，你就应该开始练习使用吸奶器，并帮助宝宝习惯用奶瓶吃母乳，也可以帮他习惯其他的喂养方式（见第九章）。之后，你再考虑如果你每天都要外出工作的话，给孩子断奶是否真有必要。你还可以把宝宝送到公司开办的或公司附近的托儿所，或者向公司申请弹性工作时间或采取工作分担的形式，确保上班后可以继续母乳喂养。

母乳喂养：自然的馈赠

母乳喂养完全是自然的行为，已延续很长一段时间，时至今日仍有如此多的资源支持母乳喂养。在众多卫生组织的督促下，越来越多的医疗机构向女性提供母乳喂养所需的信息与支持。为女性提供育儿建议的地方组织不断涌现。一些公司也开始在工作场所给职场妈妈提供托儿服务，或划出专门的区域用于妈妈挤奶。美国大多数州已经通过立法来保障妈妈在公共场所哺乳的权利，另外受到保障的还有妈妈重返职场后继续哺乳和挤奶的权利。在意识到母乳喂养给国民健康带来的众多好处后，美国政府颁布了众多积极的政策，将鼓励职业女性进行母乳喂养作为医疗保障改革的一个重要组成部分，其中包括公司应该提供"合理的休息时间"和一个较私密的场所（卫生间除外），以便职场妈妈在工作日挤奶。

虽然获得了大量支持，但大多数女性还是会在哺乳时遇到一些问题。在后面的章节里，我们将帮助你为母乳喂养做好准备，会告诉你母乳喂养早期的一些关键事项、如何以哺乳妈妈的身份来适应家庭生活和职场生活，以及在断奶后如何和你的宝宝开始全新的生活。我们衷心希望你的母乳喂养有个良好的开端。和学习其他新事物一样，刚开始你可能需要花一些时间来练习，以便顺利地哺乳。同时，你要有积极的态度，不要轻易退缩。要记住，你的乳汁带给宝宝的好处远远超过其他食物的好处。母乳喂养是自然的馈赠，也是只有你能与你的宝宝分享的美妙体验。我们希望，母乳喂养的这段经历能成为你和宝宝之间最美好、最珍贵的回忆。

问 & 答

母乳喂养将对我的生活产生什么影响？

问：如果选择了母乳喂养，我是不是要谨慎选择食物？我是不是要像怀孕的时候一样，一直喝牛奶？

答：无论是否进行母乳喂养，你都应该合理安排饮食（有关营养的更多知识请见第七章）。母乳喂养的好处之一是：就算你每天多摄入400~500千卡热量，这些热量也只会增加到宝宝身上，而不是你身上！你不需要额外补充牛奶，因为哺乳妈妈在进食牛奶以外的食物时，会有效吸收其中的钙。喝牛奶能使母乳增多并没有什么科学道理。你的确需要通过日常饮食摄入足够的钙，还要保证摄入充足的维生素和矿物质。如果你不确定是否得到了足够的营养，可以向医生咨询。此外，哺乳期偶尔喝杯酒或咖啡也无妨，关键是要适度。事实上，哺乳妈妈的饮食安排是一个正常人健康饮食的模板。

问：在母乳喂养期间，我该如何挤出一些空闲时间呢？

答：在产后的几天里，无论是否母乳喂养，几乎所有的妈妈都会为了满足宝宝的需求而一直陪在他身边（通常做到这一点并不困难，因为这一时期你会很想了解宝宝的需求，同时你也要和他保持作息时间同步）。而在接下来的几个星期里，你的空闲时间会逐渐变多。之后，哺乳也变得越来越有规律，你能预知何时不需要哺乳。如果你愿意，充分准备后，宝宝应该可以吃你事先挤到奶瓶中的乳汁。你也可以一直等到形成母乳喂养规律后，也就是至少等到宝宝三四个星期大的时候再使用奶瓶，这样不会影响他的衔乳能力（关于宝宝用奶瓶吃母乳的更多信息请见第九章）。你每天亲自哺乳或挤奶的次数要保持一致。这样有助于你保持泌乳量，你的身体会根据乳汁的排出量和哺乳频率形成反射。许多职场妈妈就是通过有规律地挤奶给她们的宝宝提供乳汁。这样一来，妈妈在家的时候可以享受给宝宝哺乳带来的亲密感，外出的时候也可以继续为宝宝提供有益健康的乳汁。简而言之，母乳喂养增强了母婴之间的亲密联系，但这并不意味着你需要时时刻刻都在宝宝身边。

问：我在进行纯母乳喂养的时候，我的丈夫怎么参与？

答：如同在你怀孕时他扮演的重要角色一样，在宝宝出生后他将继续给予你同样的支持。在宝宝逐渐减少对妈妈的依赖、与其他人进行互动时，爸爸会起到非常重要的作用。除了照顾孩子，父母还有许多其他的事情要做。你的丈夫可以给你做营养丰富的饭菜，保证你有充足的乳汁，以便你更顺利地哺乳；可以做家务，让你多一点儿休息时间；可以在孩子醒着的时候陪着他玩；也可以把孩子抱在怀里轻轻地摇晃，用低沉平和的声音唱歌，哄他入睡。如果你的丈夫想在母乳喂养这件事上帮忙，他可以在宝宝几个星期大（也就是宝宝完全适应母乳喂养）后，当你需要离开家时将你提前挤出的乳汁用奶瓶喂给宝宝吃。（在第九章会详细讲解做法；关于丈夫在育儿中发挥的作用请见第十一章。）总之，父母双方给予孩子的关爱是不同的，但同样珍贵。

第二章

完美的设计：母乳喂养的机制

· 关键点 ·

- 母乳的产生是对激素变化的反应，在怀孕期间开始，在分娩后继续。
- 婴儿吃得越多，母亲产生的乳汁就越多。
- 进行母乳喂养的母亲应该保持健康的饮食习惯。
- 你不需要为了分泌乳汁而喝牛奶。
- 哺乳期间可以适量摄入咖啡因，少喝酒。

哺乳的确是大自然的奇迹之一。如同一场精心设计的华丽舞剧，你的身体会精确地向宝宝提供他所需要的东西。你分泌的乳汁持续地提供给宝宝合适的营养物质，帮助他成长为一个健康的孩子。要想让母乳喂养成为你生活中自然的一部分，你需要经历一个循序渐进的过程：它始于你体内激素的相互作用和乳房发生的一些变化，并在你和宝宝成功建立喂养关系时达到高潮。在这一章中，我们将详细阐述这一过程是如何发展的，并解释你的身体出现一些变化的原因。

母乳喂养的身体准备

在你怀孕的过程中，你的身体将发生许多变化，其中很大一部分是为母乳喂养准备的。最显著的变化就是，因为血流增加、乳腺组织发育，你的乳房成倍变大。不过，这一变化并不是突然发生的。

你也许在孕早期就注意到，在怀孕五六个星期时，你的胸部变得丰满，乳头变得敏感。你的乳头和乳晕（乳头周围深色的环形区域）会变大变深；同时蒙哥马利腺，也就是乳晕上的小颗粒，会变得突出。从怀孕的第三个月开始，许多激素——包括催乳素、雌激素、孕激素和人生长激素——之间复杂的相互作用，会使你乳房内的乳腺管和腺体生成细胞增殖，为分泌乳汁做好准备。

随着怀孕时间的增加，分泌乳汁所必需的乳腺组织开始逐渐取代平时占据乳房大部分体积的脂肪和支持组织，这会导致你的乳房在孕期和哺乳期体积增大。这种变化可能给你带来困扰，你会担心母乳喂养使乳房松弛下垂，或断奶后乳房的形状发生改变，其实这种担心是多余的。只要你断奶（当你停止母乳喂养，你的乳房中的乳腺组织立刻会被脂肪和支持组织取代），你的体重会降到怀孕前，你的乳房就会大致回到怀孕前的大小和形状。

在孕中期，一种乳汁中才有的糖——乳糖，就能在你的血液和尿液中检测到了，这意味着你的身体开始产生乳汁。在孕中期结束的时候，你的身体已经完全做好分泌乳汁的准备了。也就是说，万一你的宝宝早产，他也可以吃到母乳。

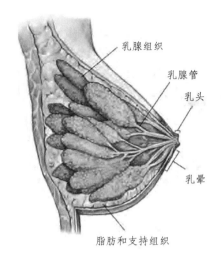

乳腺组织

乳腺管

乳头

乳晕

脂肪和支持组织

从乳房截面图可以看到，随着怀孕周数的增加，平时占据乳房大部分体积的脂肪和支持组织已被乳腺组织代替，以便日后分泌乳汁。

　　到了产妇分娩的时候，乳房中的泌乳细胞已经开始工作，分泌出初乳。初乳是一种浓稠的、略带黏性的液体，呈黄色或橘色，含有丰富的蛋白质，能为宝宝的健康成长打下坚实的基础（如果你在孕晚期发现文胸内侧有黄色或橘色的污渍，就说明你已经开始分泌初乳了。一些妈妈在产后才开始分泌初乳）。这时，乳房表面或许会出现一些明显可见的血管，乳晕也在慢慢扩大并且颜色加深。

　　在宝宝出生后，你的乳晕和乳头在轻触时会非常敏感。当宝宝张开的小嘴触碰到你的乳头和乳晕时，神经细胞会向你的大脑发送信号，从而刺激你的身体开始分泌后叶催产素。后叶催产素会刺激乳房内的肌细胞收缩，从而将泌乳细胞产生的乳汁挤出。随后，乳汁沿着乳腺管流动，从乳头上的出乳孔流出。宝宝吮吸时，会把乳汁从乳房内吸到自己嘴里，这会刺激你的身体分泌后叶催产素，从而促使乳汁流入乳腺管，这一过程叫作排乳反射。实际上乳汁的产生还受另一种激素，即催乳素的控制，尤其是哺乳的前几个星期。

随着母乳喂养的时间越来越长，你的乳汁的持续分泌会越来越依靠宝宝的吮吸或吸奶器的作用，因为这能不断地将乳房内的乳汁挤出。当然，分泌乳汁是人体的一个复杂机制，我们只能在这里做简单的描述。通过这一机制，你就可以保证无论何时宝宝肚子饿了，都有足够的乳汁给他喝。

你会在产后的 2~5 天发现自己的乳房明显变大，这是因为你开始"下奶"了。实际上，这意味着你的泌乳量比产后第 1 天增加了很多。更频繁地哺乳（每 2~3 小时一次）可以让你更快下奶。一般来说，初产妇泌乳量增加的时间可能稍晚于有母乳喂养经验的经产妇。在随后的几天里，你会感觉乳房越来越充盈。你很可能在产后 1~2 个星期感觉乳房内充满了乳汁。乳房充盈超过了一定程度，就是"涨奶"。

许多妈妈在期待母乳喂养的同时，也会担心她们的乳房不够大，不能给孩子提供足够的乳汁。乳房的大小确实会影响乳汁的储存量。如果你的乳房较小，你可能需要比拥有较大乳房的母亲更频繁地哺乳。但乳房大小并不会影响你的哺乳能力，只要宝宝学会正确地衔乳（见第四章），你的泌乳量就取决于宝宝需要的量。他吃得越多，你产生的乳汁就越多；反之，他吃得越少，你产生的乳汁就越少。

分娩之后：接下来会发生什么？

一旦你和宝宝形成了稳定的喂养规律，母乳喂养就建立在供需基础之上了，你产生的乳汁会恰好满足宝宝在不同成长阶段的需求。宝宝出生后的 2~3 个星期是他的猛长期，他需要更多的热量和营养。

这时，他会特别饿，吃奶次数会因此增多，这会刺激你分泌更多的乳汁。因此在这一阶段，妈妈哺乳频繁与宝宝哭闹增多都是正常的，也是暂时的。当他逐渐长大，开始吃其他食物的时候，你分泌的乳汁也会逐渐减少。如果在某一时间段内你自己想增加或减少泌乳量，你可以试着调整哺乳的次数和时长。

初乳：宝宝的第一餐

初乳可以给新生儿提供出生后几天内所需的所有液体、营养以及预防感染的物质。初乳所呈现的颜色和浓稠度与其中更多的保护因子有关（与后来的成熟乳相比，初乳蛋白质含量更高，糖含量稍低，脂肪含量则明显更低）。如果你在分娩当天没有感觉到乳房充盈，不要担心，因为你已经有足够的初乳供宝宝吃了。分娩后的几天内你会持续分泌初乳，直到有一天你的泌乳量大幅增加，乳汁变成乳白色或白色，这就是人们常说的"下奶"。

宝宝天生就有吮吸的能力，尽管这种能力因个体差异有强有弱。因为宝宝刚出生时这种本能很强，所以你最好在产后一小时内就哺乳。这样做不仅可以刺激你分泌更多的乳汁，形成稳定的母乳供应，还可以刺激你的子宫收缩，降低产后出血的风险。尽早哺乳也有助于宝宝更早学会吃奶。抱着新生儿贴近你的胸部，和他肌肤亲密接触，让他闻到初乳的味道，并鼓励他自然地抓紧你，开始他的第一次吃奶。

事实上，母乳喂养的最初阶段是妈妈和宝宝共同学习的阶段。一些新生儿刚开始对吃奶并不是很感兴趣，幸运的是，他们也不需要太多的液体。妈妈的初乳虽然很少，但是很珍贵。在这一阶段，比起长时间哺乳，让宝宝频繁吮吸更重要。因为在分娩后你的乳房分泌的乳汁不是特别多，乳房比较松软，更适合宝宝练习衔乳。

在出生后的最初几天，宝宝体重减轻是很正常的情况。他体重减轻的大部分源于他为适应子宫外的生活而排出多余的液体。之后，宝宝的食欲大增，他对液体的需求会增加。在分娩后的 2~5 天，初乳会被分泌量更大的过渡乳代替。

过渡乳

当你发现乳汁变多时，你的身体应该是开始分泌过渡乳了，这是继初乳后一种脂肪含量更高的母乳。从分娩后的第 2~5 天开始，直到第 10~14 天，你的身体会一直分泌过渡乳。与初乳相比，过渡乳的分泌量大幅增加，因此你的乳房在这个阶段也会变得大而硬挺。刚开始，乳房这种全新的充盈状态可能给你带来一些不适感，还可能影响宝宝衔乳。不过，经过练习（同时你可以寻求儿科医生或母乳喂养专家的帮助），你就可以帮宝宝正常衔乳了。在哺乳时你也可以用手挤出一些乳汁，使乳晕稍松软一些，这样宝宝衔乳更省力。另外，乳头上残留的乳汁还可以刺激宝宝吮吸。哺乳可以减轻乳房的压力，让你舒服一些。

当你的宝宝正确衔乳并开始有规律地吮吸后，你也许会产生一种兴奋的发麻的感觉。这是一个信号，标志着你的身体发生了排乳反射。此时，泌乳细胞受到刺激，将乳汁排到乳腺管内，从而使哺乳更顺利。宝宝的吮吸、哺乳时间的临近或者宝宝饥饿的啼哭声都会对你产生刺激，从而引发排乳反射。这样一来，你的乳汁会大量流出，宝宝也就可以一饱口福了。在发生排乳反射时，你将听到宝宝吞咽的频率加快，他没有吮吸的那一侧乳房也会滴下或喷出乳汁。在最初的几个星期内，你也许会在哺乳时感觉到子宫收缩或"产后痛"，这也是后叶催产素的作用之一。你最好充分休息并放松心情，因为压力、疼痛或疲劳都会影响母乳分泌。如果你感到剧烈疼痛，可以在哺乳前的 30~60 分钟服用布洛芬。

在母乳喂养初期，宝宝对母乳的需求急剧上升，你的身体会因此分泌大量的母乳，这都会让你觉得这一段时间你一直在哺乳。在白天，宝宝吃奶的间隔是 1.5~3 小时，每次吃奶时长是 10~60 分钟。母乳非常易于消化，因此新生儿每天需要吃奶 8~12 次。不过，随着哺乳规律逐渐形成，哺乳频率也会随之下降。在以后的日子里，哺乳频率和时长也会随着宝宝需求的变化而一直变化。

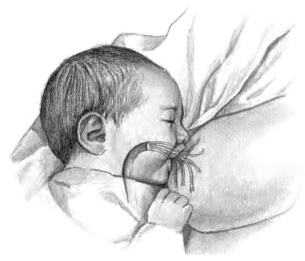

图中是宝宝正确的衔乳姿势，可以看到他把乳头含在嘴的深处。

成熟乳

对大多数产妇来说，分娩约 15 天后成熟乳才慢慢产生。成熟乳与过渡乳分泌量相近，但质地更稀，状态更接近水或者还带点儿蓝色。最初分泌的成熟乳看上去像脱脂牛奶。随着母乳喂养的时间越来越长，成熟乳中的脂肪会增多，它逐渐变得浓稠。与分泌过渡乳的时候相比，此时你的乳房会变得小一些，柔软一些，不过还是比怀孕前大。你可以放心，你仍然在产生大量母乳。乳房和乳汁的这些变化都是正常的，这些变化可以保证你及时满足宝宝在营养和生长发育方面的需求。

此后，宝宝会开始吃辅食，你的哺乳频率会渐渐降低。一些妈妈会选择母乳喂养至宝宝学步期或学龄前。那时，在宝宝所需的各种营养中，母乳所占的比重相对就少多了。相比之下，各式各样的食物占的比重会越来越大。不过和牛奶一样，那时的母乳依旧富含各种营养。在整个母乳喂养的过程中，你和宝宝的情感联系会越来越紧密，宝宝的免疫力也会持续得到增强。

母乳成分受什么影响？

孕妇通常会密切注意自己的饮食，因为她们送入口中的食物、饮料甚至药品，都可能经由某种途径进入胎儿身体。幸运的是，母乳喂养时你无须考虑这么多。乳汁是由乳房中的乳腺产生的，而不是直接从妈妈食用的食物中产生的，乳腺利用的是妈妈饮食中和体内储备的营养物质。

不过，与怀孕时相比，你还是需要额外的热量和稍特殊的营养。一个健康的哺乳妈妈每天通常额外需要 400~500 千卡热量，而这一需求完全可以通过对饮食进行适度调节来满足。无论是通过饮食还是服用营养补充剂，你都要多摄入一些钙和维生素 D。如果你想让自己和宝宝都摄入足够的营养，服用复合维生素 / 矿物质的补充剂可能是一个比较保险的做法。理想情况下，你每天的饮食应该含有200 毫克 DHA，从而保证你的宝宝从母乳中摄入足够的 DHA。DHA是 ω-3 不饱和脂肪酸家族中的重要成员，对宝宝视力和神经系统的发育有至关重要的作用。你每星期吃两份鱼就可以满足你和宝宝对DHA 的需求了，但要避免吃梭鱼、枪鱼、方头鱼、鲨鱼或剑鱼这样的脂质鱼，因为它们可能含汞量较高。如果你是素食主义者，可以考虑服用 DHA 补充剂。

如果你的饮食中的热量和营养过少，不足以满足你和宝宝的需要，你的乳腺将优先使用你体内储存的营养物质以产生含有丰富营养的母乳，这样会让你的身体产生消耗。因此，如果你的饮食安排不太理想，也许不会影响到宝宝的身体状况，但是会在一定程度上影响你的营养状况。（如果你担心自己可能存在摄入营养物质不足的情况，可以向医生或注册营养师咨询，寻求一些建议，从而提升饮食质量，或者你也可以服用营养补充剂。）

乳腺和泌乳细胞的另一个作用就是控制你传递给宝宝的物质。有一些物质如果摄入过多会对宝宝产生不良影响。例如，在哺乳期，你喝咖啡、茶或含咖啡因的碳酸饮料时应该有所节制，你可以每天喝咖啡，但只能喝一两杯。宝宝的身体不能像成人的身体那样轻易地将咖啡因排出，因此它会在宝宝的体内累积。这样一来，宝宝会变得越来越焦躁，并且睡眠质量会变差。在早产儿中这种情况更加明显。不过，也有一些妈妈摄入很大剂量的咖啡因，而宝宝没有表现出任何临床症状。

美国儿科学会建议哺乳妈妈控制酒精的摄入量，因为酒精可以通过母乳进入宝宝的身体。如果在某些场合你不得不喝一杯红酒或某种酒精饮料，那你就尽量在哺乳后喝，而不要在哺乳前喝。随餐饮酒可以减少身体吸收的酒精。你最好在饮酒几小时后哺乳，这样可以确保酒精已经被排出体外。如果喝了酒精饮料后你感觉乳房有些涨，但还没有到哺乳时间，你可以用吸奶器将乳汁挤出并丢弃。你要知道，有些宝宝对妈妈进食的东西比其他宝宝更敏感，因此你要密切注意在哺乳后宝宝可能出现的一切反应。

在哺乳期你还需要对用药安全多加注意。分娩时注射的硬膜外阻滞麻醉的药物或其他种类的局部麻醉药物是安全的，虽然这些药物在宝宝刚出生时会导致宝宝嗜睡，但它们不会给宝宝带来长期的有害影响。如果你需要接受全身麻醉（即你在分娩时处于昏迷状态），你应该提前将你的母乳喂养计划告知麻醉师与产科医生。一般来说，等你清醒过来可以哺乳时，麻醉药已经被排出体外了，哺乳是安全的。

许多药物在哺乳期服用都是安全的，但有些药物对宝宝有害（包括一些非处方药物），这些药物和那些孕妇禁服的药物不完全一样，因此你在服用任何药物前一定要得到医生的许可。如果你正在服用任何影响精神状态、情绪或行为的药物，即精神类药物，也一定要告知医生。虽然这类药物中的大部分与母乳喂养不冲突，但是有些药物（如抗抑郁药）会对母乳喂养产生不利影响。因此，你一定要让医生对你正在服用的药物进行评估。如果你必须服药的话，就要选择哺乳期服用相对安全的药物。（关于哺乳期的药物和其他物质的进一步讨论见第五章）。

母乳喂养的方式：我有哪些选择呢？

大多数女性在想象母乳喂养的时候，脑海中总是出现这样的温馨画面：宝宝在自己的怀里，小嘴衔着自己的乳头。当然，这是一种最常见的母乳喂养方式。哺乳时妈妈和宝宝之间会有亲密的身体接触和情感交流，因此这也是母婴最满意的一种方式。然而，如果因为一些健康方面的原因（宝宝早产或你患有严重的疾病）或实际情况（你暂时不在宝宝身边）不允许你哺乳，没关系，你还可以选择一些其他方式进行母乳喂养。在第九章中，你将了解到如何用手动吸奶器或电动吸奶器挤奶，如何冷藏或冷冻母乳。提前挤出母乳的做法适合所有因工作、上学、购物或其他原因离家不在宝宝身边的妈妈。如果宝宝是早产儿，可以用滴管、小勺子或奶瓶喂挤出的母乳；如果宝宝大一点儿，可以用奶瓶或杯子喂。宝宝渐渐长大以后，爸爸就可以用妈妈提前挤出的乳汁喂他，从而参与到母乳喂养中，这样可以让妈妈多休息一会儿。通过阅读本书，你将了解到许多不同的母乳喂养方式。

也有一小部分妈妈不能用自己的乳汁进行母乳喂养，她们可以选择从母乳库得到其他妈妈捐赠的乳汁。捐赠母乳和献血的流程类似，这些捐赠母乳经统一加工和高温消毒后就可以使用了。为了消灭捐赠母乳中可能有的危险细菌、病毒或其他感染因素，这些母乳要经过高温处理，但这样会导致捐赠母乳不能为宝宝提供抵御外界疾病的全面的抵抗力。不过，捐赠母乳能提供许多配方奶无法提供的营养物质，并对宝宝的免疫系统更有帮助。

购买另一位妈妈未经巴氏消毒的乳汁，或从其他渠道购买母乳，无论你是否认识卖家，都会给宝宝带来潜在的感染风险。此外，卖家可能没有在卫生的条件下挤奶或储存奶。通过互联网购买的母乳可能掺有其他奶或配方奶，并且在整个运输过程中没有冷冻，有可能已受到细菌污染。通过这些方式获得的母乳不应该喂给宝宝。

自我鼓励

母乳喂养并不是一个静态的过程。从你怀孕的那一刻起，你就在养育你的宝宝。你的身体经历了一系列的变化，所有的这些都是为母乳喂养做准备。了解你的乳房，知道它们将如何滋养你的宝宝，会让你在开始母乳喂养之旅时充满自信。想要真正了解母乳喂养这一过程，亲身经历是无可取代的。但同时你可以通过阅读包括这本书在内的许多书籍，与其他哺乳妈妈和母乳喂养专家交流，上网搜寻相关信息，提前学习尽可能多的知识。母乳喂养将成为你和宝宝的生命中一段特别有意义的经历！

第三章

为宝宝的到来做好准备

• 关键点 •

- 进行产前乳房检查。

- 将你对乳头或乳房的任何担忧告知医护人员。

- 与医护人员分享以前的母乳喂养经验。

- 调查分娩医院的常规母乳喂养政策。

- 选择支持母乳喂养的产科和儿科护理人员。

- 在分娩前了解有关母乳喂养的社区资源。

- 在产假开始前，告知工作单位你的母乳喂养计划。

现在，你应该已经下定决心要进行母乳喂养了。事实上，约80%的女性在怀孕前或孕期的前三个月就已经决定好如何喂养宝宝了。但就算做好了决定，你也一定有一些关于母乳喂养细节的疑问。我怎么知道宝宝吃饱了呢？哺乳时可以让宝宝迷迷糊糊地睡着吗？我的乳汁不够宝宝吃怎么办？

如果你对母乳喂养和其他方面的问题都很担心，感到不知所措，那么可以考虑加入一个互助小组。大多数的孕妇都有数不清的问题，而解决问题的关键就是要在宝宝出生前找到合适的支持资源，这意味着你要找产科医生做乳房检查，参加母乳喂养培训，将家人和朋友组织起来建立一个产后支持网络。这些工作能够确保母乳喂养顺利进行，也会提醒你对一些重点问题予以关注，比如医疗保险的覆盖范围、看护孩子的问题以及在工作场所哺乳的问题，这样宝宝出生后你就可以专心照顾他了。在这一章里你将了解到要为宝宝的到来做哪些准备，如何自学哺乳技巧，如何利用你身边的最佳支持团队解决日后可能出现的各种问题。你的基础打得越牢，你和宝宝得到的好处就越多。

我能母乳喂养吗？要做好身体准备

母乳喂养对大多数女性来说都是一个自然的过程，并不需要什么特殊的身体准备。不过，你应该与产科医生或妇科医生讨论一下自己的母乳喂养计划，并尽量在孕早期进行一次乳房检查，然后在怀孕的第6~9个月进行复查。如果你之前养育孩子时在母乳喂养过程中或断奶早期出现过问题，以及做过乳房活检、隆胸手术、缩胸手术或其他乳房手术，就一定要告知医生。此外，如果你的乳房或乳头生过皮疹、乳房有过肿块或感染，或者你有任何健康问题，患有任何慢性疾病，如抑郁症或糖尿病等，你也一定要让医生知道。但即使你出现了上述情况中的一种或多种（乳房整形对哺乳的具体影响请见第五章），在大多数情况下，你的乳房还是能分泌足够的乳汁来喂养孩子。然而，如果你之前在母乳喂养中曾经遇到过问题或乳房目前的情况不是很理想，那么你提前意识到隐患可以提高母乳喂养的成功率。

像第二章提到的那样，妈妈的乳房较小并不意味着一定会出现母乳不足的问题。事实上，女性怀孕前乳房的大小是由乳房内在的支持组织决定的，而不是哺乳时起实际作用的乳腺组织。因此，乳房大小并不会对乳房分泌乳汁的能力产生影响。虽然乳房大小不影响泌乳量，但它确实会影响乳房储存乳汁的能力。乳房较小的妈妈要频繁哺乳，而乳房相对较大的妈妈则不必这么做。

所有的女性在怀孕期间都会发现乳房变大了。这是一个可喜的变化，意味着体内的乳腺组织对母体自身分泌的孕激素做出了相应的反应。如果在孕期你的乳房没有一点点变化，那你可能会面临哺乳困难，难以产生足够的乳汁（无论怀孕前乳房是大还是小）。这不是说只要乳房大小没有发生变化就一定会出现问题，但这是一个值得产科医生在产前检查中特别关注的危险信号，并且需要产科医生就具体情况与儿科医生、母乳喂养专家及其他医务人员讨论。这将确保宝宝的进食情况得到密切关注，从而确定他能否得到足够的营养。

产科医生同时也会关注乳房大小或形状发生的其他变化。乳房过大可能使你的哺乳姿势不正确，或使宝宝难以衔乳。两侧乳房的大小有明显不同时，可能出现一侧乳房的乳汁分泌正常而另一侧乳房的乳汁分泌少的情况。不过，一般情况下，大多数妈妈一侧的乳房就可以给宝宝提供足够的母乳了。乳房极小或形状异常有可能是因为乳房内腺体数量不足。这种情况下，医生要密切关注妈妈的母乳喂养情况，确保可以产生足够的母乳。你要知道的是，即使出现了上述情况中的任何一种，也不意味着你将失去正常母乳喂养的机会，而只意味着你需要身边的医护人员对你早期哺乳多加关注，从而确保母乳喂养的每一环节都可以顺利进行，并在出现以上问题时帮助你尽快解决。

乳头内陷或扁平

你如果发现你的乳头内陷或扁平，就一定要告知产科医生或儿科医生。当乳晕受到挤压时，乳头不是向外凸出而是向内回缩，这就是乳头内陷；当乳晕受到挤压时，乳头既不凸出也不回缩，只是保持扁平状，这就是乳头扁平。在自然状态下，一些内陷的乳头看起来很正常，另外一些内陷的乳头则有小的甚至比较清晰的凹痕。想检查一下你的乳头有没有这样的异常情况，你可以轻轻挤压距乳头 2~3 厘米的乳晕。如果你的乳头回缩或保持扁平，你应该立即将这一情况告知产科医生和儿科医生。

哺乳时，乳头内陷和稍严重的乳头扁平都会影响宝宝正常衔乳。甚至在某些情况下，内陷的乳头会影响乳汁的正常流出，与此同时乳头表面也更容易受到损伤。幸运的是，乳头内陷或扁平的女性可以通过刺激使乳头凸出，之后仍然可以正常哺乳。除此之外，一些女性在怀孕期间，其内陷或扁平的乳头有时可自行凸出，从而确保产后顺利哺乳。对大多数女性来说，即使她们的乳头在孕期没有自行凸出，乳头内陷或扁平也不会阻碍她们尝试母乳喂养（相关问题的解决方法请见第四章）。

过去的一些用来在孕期矫正乳头内陷的方法可能降低哺乳的成功率，因此现在已经不再推荐使用。其中包括使用乳头保护罩——一种中间有孔的塑料杯罩，可以覆盖在乳房上，仅使乳头露出（乳头保护罩可能在产后比较有用，但尚未有研究证实它的效果，请见第四章）。手动牵拉乳头的方法也被证明是无效的。目前专家认为，

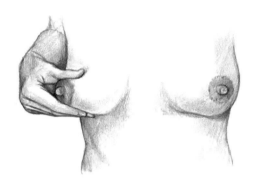

正常的乳头凸出时的状态。当乳晕受到挤压时，乳头呈直立状。

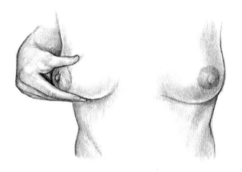

当乳晕受到挤压时，内陷的乳头会回缩。

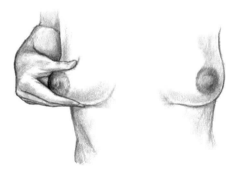

当乳晕受到挤压时，扁平的乳头既不会回缩也不会凸出，只是保持扁平的状态。

最好在分娩后处理乳头内陷的问题，而在此之前，医生必须了解你的实际情况以便对你进行更有效的指导。

乳头穿孔

在大多数情况下，乳头穿孔不影响哺乳，但在哺乳前你要将乳环、乳钉之类的物品取下，以免宝宝误食。如果你的乳头在穿孔时或穿孔后感染过，你应该告知医生。这类感染以及感染后留下的瘢痕会影响哺乳。哺乳的时候，一部分乳汁可能从穿孔处漏出，通常这不会引起太大的问题，但一定要请儿科医生或母乳喂养专家密切关注宝宝的吃奶情况。

乳房发生的变化

正如第二章提到的，怀孕期间你的身体在为哺乳做准备，你的乳房会发生一些变化。你的乳房将变大，并开始分泌初乳。这些少量的分泌物可能在你的内衣上留下黄色的污渍，在极少数情况下会留下铁锈色或棕色的印迹，这是因为分泌物中有少量的血。这是乳腺发育的正常结果。但是，你一定要将这种情况告知你的产科医生。

另外，许多女性在怀孕后觉得乳头变得敏感，这也是孕期的正常现象，而在天气干燥或贴身衣物比较硬的情况下，这种感觉会更明显。过去，专家会建议孕妇涂抹护肤霜或乳液，用"强化训练"或其他方法来降低乳头的敏感度，为哺乳做好准备。但现在大家都普遍认为，自然状态下的准备才是最好的。事实上，你的身体通过分布在乳晕上的一些小颗粒，也就是蒙哥马利腺，分泌了一些润滑液，通常这种物质可以预防乳头表面过分干燥。如果你发现分娩后你的乳头变得异常敏感、干燥、易皲裂，你可以试着将乳头暴露在外，每天至少一小时。如果这样做还没有效果，那你可以涂抹高纯度的医用羊脂膏（可以从药店买到）。

服用的药物

你在怀孕后做乳腺检查时，要尽早告知产科医生你现在正在服用什么药，或者你分娩后将服用什么药，他会告诉你这些药在哺乳期是否安全。如果这些药不安全的话，医生会向你推荐一些替代药物。医生会给你开一些短效药物，建议你在哺乳后立即服用，并密切关注宝宝的情况。

我也能母乳喂养吗？

为领养孩子做准备

你也许听说过养母给孩子哺乳的事情。如果近期你准备领养一名新生儿或稍大一些的婴儿，可能想知道自己能否给孩子哺乳。

要了解有关养母哺乳的更详细的信息，可以翻阅第五章。你如果正考虑对领养的孩子进行母乳喂养，可以与你的家庭医生、儿科医生、母乳喂养专家或本地国际母乳会的志愿者联系并咨询相关问题。他们会根据实际情况来评估宝宝的需求，指导你如何刺激乳房以分泌乳汁，教你如何用捐赠的母乳或配方奶作为母乳喂养的补充，甚至会帮助你联系一些曾经成功哺乳的养母。新生儿和低月龄婴儿诱导泌乳的效果很好，所以建议你尽早了解相关的信息。你最好在宝宝到来的几个星期或几个月前就开始试着诱导泌乳。

如果你被告知在服用某种药物时不能哺乳，可以去问问其他医生（许多医生对妈妈在哺乳期服用的药物是否安全不是很有把握时，一般会建议停止服用）。随着预产期的临近，你最好尽快把所有的疑团都解开。医院的工作人员有多种资源可以验证哺乳期服药的安全性，你可以向他们寻求帮助。

我还必须知道些什么？收集有关母乳喂养的信息

如果在你分娩前，你和你的丈夫花了一点儿时间了解母乳喂养，那你们将受益良多。相关图书（比如本书）可以解答你们的许多问题，观看相关视频也有类似的作用。不过，向医学专家咨询从而获得符合个人情况的建议是最好的方法。如果有可能，建议你们去参加短期的哺乳培训。

产科医生或儿科医生会向你推荐附近一些比较好的培训班。一些医院会定期开设类似的课程，并有母乳喂养专家提供一对一咨询。此外你还有一个选择，就是参加国际母乳会举办的聚会。国际母乳会是一个几乎在美国每个城市都有分会的非营利性组织。20 世纪 50 年代，几位芝加哥的女士意识到，众多希望进行母乳喂养的妈妈需要彼此的支持，于是她们成立了国际母乳会。国际母乳会通过举办与母乳喂养有关的聚会、提供当面或电话咨询、发放科普读物、在网络上传播相关信息以及给予辅助喂养设备等方式，向哺乳妈妈提供帮助。许多新手父母都感激母乳会的顾问们——她们都是有成功哺乳经验的妈妈，完全理解准妈妈在经历着什么。在分娩前参加聚会可以让你了解本地的社团组织都提供哪些服务，从而确定这种获得帮助的方式是否与你的观念和生活方式相冲突。

培训班没有提到的那些事

母乳喂养课程一般涉及许多新手父母可能遇到的情况，但如果你情况特殊、需要更多的帮助，也许想得到更多的信息。如果家里将迎来双胞胎或多胞胎，你就要联系全国双胞胎母亲组织在本地的分会来咨询如何进行母乳喂养，可能需要哪些辅助用品，以及为了确保产后你们安全回家需要哪些额外帮助。如果宝宝早产的可能性很大，你应该提前了解若宝宝最初不能吃奶，你该如何喂奶（见第五章）。如果你知道宝宝可能有缺陷，如腭裂、心脏缺陷或其他可能影响哺乳的缺陷，那你就要花时间来了解宝宝的健康状况，并联系相应的机构。

如果你患有某种疾病，如抑郁症、焦虑症、肝炎、结核病及其他影响哺乳的疾病，那你就要与儿科医生、产科医生讨论哺乳的问题。大多数的疾病都不影响哺乳，但你最好得到确定的答案。

面临特殊情况时，所有考虑母乳喂养的父母都要在宝宝出生前就实际情况与产科医生及儿科医生进行讨论。医生很可能推荐一位母乳喂养专家（或你分娩所在医院的医生），请他就如何成功哺乳给你们提出一些建议。在这方面，国际母乳会的联系人也会向你们提供一些有价值的建议、帮助和参考信息，并提供一些与你们情况相似的曾成功哺乳的妈妈的联系方式。

政府发起的一些项目，如美国妇女、婴儿和儿童特别营养补助计划（The Special Supplemental Nutrition Program for Women, Infants, and Children，简称 WIC）也提供关于母乳喂养的培训或咨询。美国农业部开展了这一项目，并与各州、各地区的卫生部门进行合作。除了提供与母乳喂养有关的服务之外，WIC 还提供产前一对一的哺乳培训、食品营养信息、医疗转诊服务和产后跟踪与咨询服务，举办同伴支持活动，并为收入在特定标准以下的家庭提供食物援助。这个收入标准每年都有变化，而且没有想象的那么低。在美国，有一半以上的新生儿符合 WIC 援助的条件。WIC 提供了不同的套餐，但纯母乳喂养套餐的价值最大。这个套餐为婴儿提供从 6 个月到 12 个月的辅食，并为母亲提供保健食品，以保障纯母乳喂养中母亲获得每天所需的额外热量。你要想知道自己是否符合援助条件，请联系当地的卫生部门或 WIC 办公室。

母乳喂养的时间比分娩的时间长得多，因此与参加传统的分娩培训一样，参加哺乳培训也很重要。另外，分娩后你在医院的时间只有短短的 24~48 小时，显然获得关于哺乳的指导更有意义。如果你能提前参加培训并做好各种准备，那么你在住院前就更有信心应对之后的母乳喂养。除了学习母乳喂养的技巧外，你还要熟悉医院支持母乳喂养的措施，如肌肤接触护理和母婴同室等。记住，要有一个辅助你哺乳的人和你一起去参加培训，以便更好地扮演护理者的角色，帮助你和宝宝。

我需要帮助时，谁来帮助我？组建一个产后支持网络

在传统社会中，新手妈妈都会依赖其他有经验的女性帮忙解决母乳喂养中的常见问题。如果女性在成长过程中见过她们的母亲哺乳，那么她们可以更快地学会哺乳。即使一位新手妈妈从未见过其他女性哺乳，也可以找一位有经验的宝宝看护人来帮助她。如今，我们还拥有知识丰富且训练有素的专家，比如儿科医生、产科医生、护士、母乳喂养专家、WIC 营养师、咨询师和国际母乳会的志愿者等。哺乳是需要练习的技能，而非仅靠天性就可以，因此这些来自专家的建议通常都很有帮助。如果你在哺乳的过程中遇到了困难，会发现这些建议能帮上大忙。

合适的医院

为了保证母乳喂养有一个良好的开始，在一家合适的医院分娩也很重要：最好医院允许妈妈和宝宝 24 小时都待在一间房间里（即母婴同室）。在这里，新生儿在出生后立即与母亲进行肌肤接触，医院不为其提供安抚奶嘴或配方奶，以免影响他们的衔乳能力。近年来，由于母乳喂养的需求日益增加，许多医院开始积极采取支持母乳喂养的措施，你要在分娩前与你选择的医院或分娩中心确认。

你可以提前去备选的医院考察，并向相关人员咨询关于母乳喂养的规定。这家医院是否公开鼓励母乳喂养？所有的医护人员是否按照规定工作？宝宝出生后是否立即回到妈妈身边，并马上开始练习吃奶？医院是否进行肌肤接触护理，即在产妇分娩后，新生儿经

评估和擦干后立即被放在产妇的腹部或胸部？即使婴儿是通过剖宫产出生，医院也会对其进行肌肤接触护理吗？只有因为健康因素或妈妈主动要求，医院才采用母乳替代品喂宝宝吗？宝宝可以一直待在妈妈的房间里吗？你还要询问医院或分娩中心是否有多位母乳喂养专家，护理人员能否在帮助妈妈哺乳的同时花一些时间来指导妈妈如何照顾孩子，以及在分娩前后是否举办哺乳培训班。你还要了解一下医院通常推荐给新手妈妈的附近的母乳喂养支持组织及其他提供产后帮助的机构。

美国越来越多的医院和分娩中心经过认证成了爱婴医院。这些医院的医护人员都接受过"十种做法"的培训，这能让你的母乳喂养有个良好的开端。此外，这些医院还经过一个独立组织的评估，从而确保医院遵守这些做法。美国的爱婴医院是由联合国儿童基金会、世界卫生组织及其他一些组织认证的，受美国爱婴协会管理。

确保母乳喂养成功的十种做法

（医院支持母乳喂养的规定）

1. 以书面形式制订支持母乳喂养的规定，并定期向所有医护人员传达。

2. 培训所有医护人员，使其具备执行本规定所需的技能。

3. 使所有孕产妇了解母乳喂养的好处和方法。

4. 帮助母亲在婴儿出生后一小时内开始哺乳。

5. 向母亲介绍如何进行母乳喂养以及如何维持泌乳量，即使她们与婴儿分开。

6. 除非有医学需要，否则不得使婴儿摄入母乳以外的食物或饮品。

7. 提倡母婴同室，让母亲和婴儿一天 24 小时待在一起。

8. 鼓励按需哺乳。

9. 不要让母乳喂养的婴儿吸吮安抚奶嘴或乳头保护罩。

10. 推动建立母乳喂养支持小组，鼓励妈妈们在出院后向其寻求帮助。

分娩后立即进行肌肤接触已成为大多数妇产医院的标准做法。经证实，肌肤接触可以帮助婴儿在出生后迅速适应环境，并减轻压力。婴儿能更好地保持体温，减少哭闹，并能随时找到乳房，开始重要的第一次吃奶。并非每个婴儿都会在这段时间内大力吸食母乳，有些婴儿只是舔或含住乳头，但任何初始的肌肤接触都是一个好兆头。那些在第一次母乳喂养过程中被成功喂养的宝宝，以后不太可能出现衔乳问题，而且在分娩后让妈妈和宝宝保持肌肤接触，有利于母乳喂养持续更长时间。

你在选择医院或分娩中心时，可能受到地理位置、医疗保险覆盖范围、医生与医院隶属关系等一系列因素的影响。如果你发现一些医院已经拥挤到没有床位，有可能被吓到。（医院经常在开办分娩课程时向准父母开放。）但你要记住，在美国，与分娩相关的服务需求很旺盛，有需求就会有人做生意。你应该选择让你感觉舒适的分娩机构，并且这个机构能够用你可以接受的方式给你的母乳喂养之旅开个好头。你也要了解你选择的产科医生在哪家机构有行医权，也就是他能在哪里给产妇接生。

合适的儿科医生

分娩后，你也可以从儿科医生那里得到母乳喂养的建议和指导。儿科医生会考虑你希望分娩后立即哺乳的想法，同时根据你实际的身体状况来提出建议，因此你需要提前找到一位合适的儿科医生，与他交流你的母乳喂养计划。

你要想列出一份儿科医生的"候选名单"，就要从有孩子的朋友、产科医生、你所在的医院或分娩中心，以及本地国际母乳会的志愿者那里征求意见。而你有了初步名单后，就可以在产前和每位"候选人"进行一次交流，然后选择一位可以增强你的信心并给你足够安全感的医生。他一定要很了解母乳喂养的相关知识并对此持支持态度，能发现你身上潜在的问题，并从一开始就支持你为了母乳喂养所做的一切。你也许有以下问题想询问你选择的儿科医生，但具体问题需根据自身情况调整。

- 你在临床上遇到多少新生儿是母乳喂养的？
- 你建议妈妈在分娩后多久开始哺乳？
- 你对母婴同室有什么看法？
- 你一般会建议纯母乳喂养到宝宝多大？
- 你遇到的大多数妈妈会坚持母乳喂养多久？
- 我要怎样判断我的宝宝是否吃饱了，是否正常成长？
- 你建议在什么时候给宝宝断奶？
- 你对哺乳妈妈重返职场有什么建议吗？
- 你的诊所是否使用美国疾病预防控制中心（Centers for Disease Control，简称 CDC）认可的母乳喂养婴儿的生长参考曲线来评估婴儿和幼儿2岁前的成长情况？

- 你的诊所如何处理有关母乳喂养问题的电话？

你也可以和儿科医生讨论社区的哺乳培训课程、可能有一定价值的书和录像带以及别人推荐的母乳喂养专家。不必担心这会耽误他的时间，他理解为孩子找一位靠得住的医生对父母的重要性。患者和医生很少是完美匹配的，但有了儿科医生的帮助，无论如何你都会放松得多。此外，你如果打算选择一位家庭医生来照看孩子，也应当经过同样的流程。

更多的专业支持

在分娩前，你可以向一些在母乳喂养方面训练有素的专业人士寻求帮助。这些专业人士包括护士、导乐（在产妇阵痛和分娩时照顾和帮助她们的女性），还有母乳喂养专家。你的产科医生可以为你选择专业人士提供建议，你也可以在医院或分娩中心得到帮助，或听取有相似经历的其他妈妈的建议。

母乳喂养专家的专业背景并不相同。其中一大部分是拥有专业母婴保健知识的护士。还有一部分是认证泌乳顾问（CLCs），他们都完成了为期几天的泌乳护理强化课程。还有一部分是国际认证泌乳顾问（IBCLC）。要成为泌乳顾问，必须完成课程要求的论文，临床实践达到规定的时长，还要通过一系列的标准化考试——考试内容包括婴儿喂养、乳腺解剖、乳汁产生、母乳喂养并发症处理以及婴儿发育等几个方面。他们中的大多数人都在哺乳妈妈身边工作过，有丰富的经验。可能的话，你最好在分娩前就咨询一位母乳喂养专家，了解他曾帮助过多少妈妈成功进行母乳喂养，询问相关费用、参考信息和产后随访的可能性及频率。你要多与几位泌乳顾问预约，以免有人没时间。朋友的推荐也是有用的。大多数医院都有各种母乳喂养专家，可以帮你解决住院期间出现的问题。有些母乳喂养专家会在社区举办母乳喂养小组培训。

家庭支持

理想的情况下，临近预产期的时候你的支持网络里应该有以下这些人：儿科医生、本地国际母乳会的成员或 WIC 的工作人员、助产士、看护人及母乳喂养专家。现在，你也可以让家人和朋友加入母乳喂养的支持网络。你要和你的丈夫好好讨论一下，在母乳喂养最关键的前几个星期里他要如何帮助你，以便你将精力全都集中到孩子身上（相关内容见第十一章）。如果你家里还有大一点儿的孩子，你就要考虑如何照顾他们，他们可以帮什么忙，要和他们实事求是地交流（关于大孩子如何帮忙，更多信息请见第六章）。只要其他家庭成员理解并支持你母乳喂养的决定，他们的帮助对你来说就是锦上添花。有时候一些家人和朋友会出于好意用奶瓶喂宝宝，或忽略宝宝要吃奶的需求而"让你多休息一会"。你所在的医院或地区可能会为其他家庭成员提供特别课程，特别是你的父母（未来的外祖父母），这样他们可以学会如何去支持你进行母乳喂养。无论这些家人和朋友与你有多亲近，你都不能让任何人影响母乳喂养。如果你预感会和某人发生冲突，就请这个人负责其他一些工作（比如洗碗、洗衣服、换尿布、陪孩子玩等），或者等宝宝几个月大时再请他来帮你，那个时候你们的母乳喂养规律已经形成了。

其他工作

在怀孕期间，你还要处理好与母乳喂养有关的一些杂务。例如，在休产假前，你应该和领导谈妥你重返岗位后母乳喂养的安排。在第十章中，你将了解如何在工作中有规律地休息、在较私密的地方挤奶；如何储存母乳，以便看护人用奶瓶或杯子喂孩子……在分娩前确认好这些事情，你就可以根据你的工作和家庭情况制订最适宜的方案。在休产假前，你最好将与公司达成一致的事项写下来并与公司确认，这样你重返职场时会更自信，公司也知道你确实有继续工作的打算。

你在考虑外出工作的同时，也要考虑看护人是否会按照你的要求来喂养孩子（关于这个问题在第九章会有更详细的讨论）。如果你正在选择看护人或托儿所，应该在面谈时告知对方你的母乳喂养计划。例如，宝宝的看护人要把你的母乳放到奶瓶里喂孩子，并保证会按你制订的食物添加计划（包括是否添加辅食，何时添加辅食等）喂孩子。你应该在和看护人第一次见面时就说明相关的问题，不要拖到你要外出工作的当天或那一星期才提及。一些托儿所现在被认证为母乳喂养友好型，即使是这样，你也一定要仔细询问他们的规定。

你要了解本地的医保政策，确认你所需要的诸如咨询母乳喂养专家，以及租借吸奶器或其他设备的费用可否由医保报销。如果你有保险，这些服务的费用可以得到报销，你还需询问一下相关部门，明确获得哺乳咨询服务或吸奶器的途径。在美国的一些州，医疗补助计划将这些服务的费用纳入报销范围。如果你没有医疗保险，可以先为你可能需要的东西留出预算，或者看看能否通过 WIC 获得相关援助。现在大家都知道，重返职场后仍然进行母乳喂养的妈妈，请假天数更少、因病就医次数更少、住院更少，服用处方药的可能性也更小，从而为公司节约许多开销。因此，越来越多的公司会在办公场所给职场妈妈提供母乳喂养的支持服务。你要了解你的公司能提供哪方面的服务。

最后一部分准备工作是关于住院期间纯母乳喂养的。大多数医院在政策上已经向支持纯母乳喂养迈出了一大步，在母婴同室以及不采用母乳替代品喂养的前提下，你要让产科医生针对你的个人情况予以哺乳指导。目前的研究已表明，在不喂配方奶或水以及不给予安抚奶嘴的情况下，大多数新生儿都可以很顺利地适应母乳喂养。与此同时，你也要及时将分娩后进行母乳喂养的想法告诉你的丈夫、产科医生及护士。如果是剖宫产，只要母亲清醒、警觉，并能对宝宝做出反应，许多医院支持母亲和健康的新生儿在分娩后立即进行肌肤接触。这种不间断的肌肤接触应该至少持续一小时，如果条件允许的话应该持续更长时间，这将为第一次母乳喂养和以后的母乳喂养提供一个良好的开端。

母乳喂养需要什么？一些辅助用品

在人类历史上很长的一段时间里，妈妈不借助哺乳枕、防溢乳垫或摇椅也可以顺利地进行母乳喂养。妈妈和孩子的身体都是经过精密设计的，这使得哺乳这一行为简单而回报颇丰。然而，在不超出预算的前提下，一些辅助用品还是可以使母乳喂养轻松许多。（母乳喂养的辅助用品也是送人的好礼物。）

如果你的乳房在逐渐增大，那么一件做工精良、穿着舒适的哺乳文胸会起很好的支撑作用。你在分娩前很难预测分娩后要穿多大尺寸的文胸，但你可以估计一下，并在孕期准备一两件以便住院时穿。产后你要选择大小合适的文胸，文胸不能太紧或使你有束缚感。哺乳文胸有授乳开口，你可以用一只手解开（另一只手抱着宝宝）喂奶。哺乳衣在乳房位置有开口，可以直接掀开以使宝宝接触到妈妈的乳房，比较适合妈妈在公共场所哺乳。哺乳文胸与哺乳衣都可以在母婴用品商店买到。当然，方便掀起的 T 恤衫以及可以从上到下解开纽扣的衬衫也可以在哺乳时穿。

一次性防溢乳垫或可洗防溢乳垫可在文胸的罩杯内吸收溢出的乳汁。它们非常适合乳汁分泌过多或到了哺乳时间宝宝却不在身边的妈妈。要避免使用覆盖了塑料膜的防溢乳垫，因为这种乳垫可能阻碍乳头周围的空气流动，使垫内变得潮湿，从而引起乳头发炎。在大多数药店或母婴用品商店都可以买到防溢乳垫。此外，折叠起来的吸水性好的纱布也可以起到与防溢乳垫一样的作用。

一些辅助用品方便你抱宝宝、抚慰宝宝，尽管这些物品对成功进行母乳喂养来说不是很必要，但它们依然很受欢迎。例如，相比普通的枕头和靠垫，哺乳枕有助于宝宝形成正确的衔乳姿势，使你抱着宝宝的那一侧手臂不酸痛（哺乳枕有不同的形状和大小，因此你要挑选与试用，找到最适合你的）；脚凳可以让你把大腿抬高，使宝宝更贴近你的胸部，也帮你把背挺直，让你感觉更轻松；还有一些新手妈妈喜欢在婴儿房里放一把摇椅，但只有在你清醒的情况下才可以使用这些东西。如果宝宝在哺乳过程中睡着了，你一定要把宝宝放在一个安全、平坦的地方，让他每次睡觉时背部都有所倚靠。

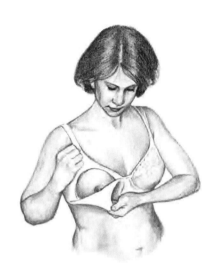

哺乳文胸可以给乳房提供良好的支撑，妈妈用一只手就可以打开授乳开口。

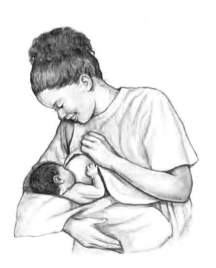

一手就能掀起的 T 恤衫使哺乳更便捷。

摇篮也是便于母乳喂养的物品，你可以把它放在你的床边，将熟睡的宝宝放在其中。这些物品你都可以在母婴商店里找到。不过，你要记住，这些都是辅助用品，成功进行母乳喂养真正需要的只有你的乳房和嗷嗷待哺的宝宝。

为了保证宝宝的安全和降低他患婴儿猝死综合征的风险，你最好让宝宝在 1 岁前（或者至少 6 个月内）和你在同一房间睡觉。你的宝宝应该与你在同一房间，但不是与你同一张床。有很多方法可以帮你做到这一点，比如使用摇篮、婴儿床和儿童拼接床。这些都将给你的宝宝一个安全的睡眠之所，并且便于你进行母乳喂养。在晚上，你可以把宝宝抱到床上喂奶，在喂奶结束后把宝宝放在单独的睡眠的地方。如果你在喂奶时睡着了，那么你醒来后就应把孩子放在单独的睡眠的地方。因为你在沙发或扶手椅上睡着对孩子来说很危险，所以建议你困倦的时候不在这些地方喂奶。

大日子

为母乳喂养做准备，尽量提前了解多方面的信息，有助于你轻松地转换角色，成为哺乳妈妈。有家人和朋友的支持，有一位可以答疑解惑的专家（无论是儿科医生、产科医生还是母乳喂养专家都可以），这些都会给你很大的帮助。与此同时，一定要让你的丈夫参与到做母乳喂养决定的过程中，他的支持对你来说意义重大。

整理行装

待产包里装什么？

近年来，尽管产妇和新生儿的平均住院时间显著缩短，但你还是无法预测自己会在医院待多久。因此，在整理待产包的时候，你在装好洗漱用品和可以帮助你的亲朋好友名单的同时，最好装一些哺乳用品。

你在怀孕期间买的哺乳文胸是一定要装进待产包的。也许你在医院里不会穿它，但你可以在分娩后试穿一下，看是否合身，在哺乳前练习用一只手解开扣子或者在回家的路上穿它。当有客人来探望时，你也可以穿一件在胸部有开口的哺乳睡衣。当你熟练后，你会发现即使穿着非哺乳专用的衣服，你也可以自如地在客人面前哺乳。一些妈妈会携带防溢乳垫，但母乳刚开始的分泌量很小，所以溢奶并不常见，因此防溢乳垫在产后的一段时间内不太可能用到。在这一阶段，哺乳用的哺乳枕和用于滋润乳头的医用羊脂膏可能没什么用处，但带着它们可以令你安心，因此最好还是把它们装进待产包。别忘了，还要带上这本书！凌晨2点，你的丈夫在熟睡而你又无法联系到母乳喂养专家时，你可以在这本书里找到大多数紧急问题的答案。

现在，你为宝宝的到来已尽你所能地提供了最好的条件，而且你有鼓励母乳喂养的医院的支持，还有爱你的家人和朋友的支持。母乳喂养是一个自然的过程，但有了来自医疗专家、家人和朋友的帮助，这一过程会更加顺利。对许多新手妈妈来说，产后的几个星期她们都是在兴奋的恍惚和眩晕中度过的。因此，宝宝出生前你做的准备越多，他出生后你照顾和喂养他就越容易。

第四章

哺乳初体验

·关键点·

- 如果新生儿情况稳定，在分娩后立即将其放在你的腹部或胸部进行肌肤接触。
- 在婴儿出生后的一小时内开始哺乳。
- 在医院里经常练习哺乳，因为此时你可以得到专业人员的帮助。
- 确保你的宝宝学会正确地衔乳。
- 学习一项新技能对你和新生儿都是一项挑战，你应该学会寻求帮助。
- 坚持就是胜利。

就像大多数妈妈说的那样，你无法预知宝宝何时出生。大多数宝宝并不是在预产期出生的，每一个宝宝出生时的情况也不尽相同。产妇的分娩情况差别也很大。一些产妇分娩过程会持续数小时，而另一些产妇很快就分娩。在分娩后要注意的所有事情中，你最应该关注的是母乳喂养。早期顺利的母乳喂养会为你接下来几个月甚至几年的母乳喂养打好基础。

第一次哺乳

宝宝出生后你身边所有的人都会欣喜、兴奋。你在从阵痛和分娩的劳累中慢慢恢复的同时，或许会产生一些意想不到的感觉——有期待，也有不确定。这时，你特别希望医院的医护人员按照你要求的那样对宝宝进行专业的护理。像第三章建议的那样，你最好提前把母乳喂养的想法告知产科医生和儿科医生。你的丈夫或分娩训练师也要提醒儿科医生、产科医生或者照看新生儿的护士，如果没有特殊的健康问题，你们不希望给宝宝喂水、给予安抚奶嘴或采用母乳替代品喂养等。

情况允许时，你可以在分娩后立即将宝宝放在你的腹部或胸部。你最好在宝宝出生后一小时内就开始哺乳以充分利用宝宝的吸吮反射。健康、活泼的宝宝在出生后一小时内，和妈妈进行肌肤接触时，不需要特殊帮助就可以正确衔乳。相比其他宝宝，出生后立即与妈妈肌肤接触的宝宝，以及出生后一小时内能接触到妈妈乳房的宝宝，衔乳的成功率更高。产后更早哺乳的妈妈，泌乳量会更早增加。事实上，一出生就吃奶的宝宝，相比那些在出生2小时后才吃奶的宝宝，更有可能在2~4个月大时继续吃母乳。产后立即哺乳也有助于你开始"构建将来的母乳供应系统"，同时刺激子宫收缩，使其恢复到怀孕前的状态，从而降低产后出血的风险。

如果分娩的过程正常、顺利，也就是说除了擦干身体和保暖外，宝宝不需要其他特殊的医学护理，你就比较容易马上开始哺乳。这时让宝宝接触到你的乳房可以激发他衔乳和吮吸的本能。你可以将

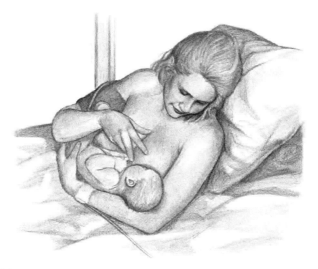

产后立即哺乳可以加快你的乳汁分泌，刺激宝宝吮吸的本能。

宝宝抱在怀里，让他直接与你的腹部或胸部接触。这个过程中最好让宝宝全身赤裸，你愿意的话也可以给他穿上纸尿裤。即使宝宝感觉有些冷，你的身体产生的热量也会传递到他身上，使他暖和起来。你也可以把毯子盖在你们身上。这种肌肤接触的抱法同时可以让宝宝的嘴直接接触到你的乳房。

但这并不意味着新生儿立即就知道该如何吃奶。有些妈妈会发现在一开始尝试哺乳时，宝宝不会主动吮吸，只是安心地依偎在妈妈的怀抱里，试探性地舔一舔妈妈的乳头，或者衔住妈妈的乳头，短暂地吮吸一下，然后停下来四处张望。但也有些妈妈发现宝宝衔乳姿势非常正确，熟练得就像他已经练习了几个月一样（这些宝宝大多数都已经通过在子宫里吮吸手指或手臂练习过了）。现在这个阶段，宝宝能否有效地吮吸并不是最重要的，重要的是你们要开始了解彼此：你应该让宝宝熟悉你的乳房，开始锻炼他的视觉和嗅觉，让他知道妈妈的乳房可以解决他的饥饿与口渴的问题；同时宝宝也会意识到，与妈妈亲密接触并被抱在怀里的感觉是那么温暖舒适。

初次哺乳对你来说也很重要，因为它是建立母乳喂养关系的第一步。无论你提前做了多么充分的准备，第一次哺乳时还是会有些手足无措。在宝宝的舌头接触到你的乳头时，或在他衔乳时，你的感觉或许与想象中的不太一样，你也会对抱孩子的方法是否正确、宝宝的衔乳姿势是否正确等问题产生一系列疑虑。没准你还会觉得护士们的帮助妨碍哺乳，在满是陌生人的屋子里哺乳有点儿难为情……所有这些感觉对新手妈妈来说都是正常的。就像许多合作关系一样，你和刚出生的宝宝需要了解和适应彼此。和其他一些技能类似，哺乳也可以熟能生巧。现在，你最好放松心态，享受这一刻。等你和宝宝都得到了足够的休息，你们就可以继续慢慢练习，提高技巧了。

在某些情况下你也许不能马上开始哺乳。如果宝宝早产、生病或身体状况很差，或你在剖宫产手术后麻醉药物仍在起作用，你就应该推迟哺乳时间（关于一些特殊情况，如剖宫产手术、早产儿或新生儿患病等具体内容，请见第五章）。虽然不能哺乳，但你还是有很多时间熟悉宝宝。如果你在分娩时难产，你应在宝宝出生后尽快寻求医护人员的帮助，以便顺利哺乳。

试着了解你自己：早期哺乳

在宝宝出生后的一小时内，许多新手妈妈会在兴奋的恍惚中度过。经过9个月的期待，你终于和宝宝有了亲密的身体接触。大多数妈妈和新生儿都选择在初次哺乳后休息几小时，不过接下来你很快就要开始练习护理了。为了避免之后可能出现的问题，你和宝宝还要掌握一些基本技能：如何调整你自己的姿势，如何抱宝宝，以及如何保证宝宝的衔乳姿势正确。最好在医院里练习正确的哺乳方法，这样你能及时得到专业人士的帮助和支持，你和宝宝就有了最佳的开始。

哺乳的姿势

一旦你和宝宝配合得越来越好，你就可以在打电话、看书、照顾其他孩子甚至散步时哺乳了。不过，刚开始练习哺乳时你还是要尽可能少做一些分心的事情。一般情况下，大多数新手妈妈都是坐在医院的病床上尝试第一次哺乳的，宝宝的头部被妈妈抱在怀里，臀部被枕头支撑。哺乳时，你应该尽可能地把病床的床头升起来，并在背后放几个枕头，使自己保持比较舒服的姿势。你可以在腿上放一个枕头，把宝宝放在上面（如果你是剖宫产，这样做尤其合适），让宝宝的头部与你的胸部平齐。你还可以在身旁放一个枕头，这样如果哺乳时间过长，你感觉手臂酸痛，可以把手臂放在上面放松一下。在家里你还可以坐在扶手椅上。如果你坐在扶手椅上哺乳，一定要确认椅子的靠背与扶手是否结实，椅子的高度是否合适。你可以在椅子上放一两个靠垫，再在椅子前面放一个脚凳并把双脚放上去，这样坐起来舒服一些。在开始哺乳前你要找到一个比较舒服的姿势。

无论你是坐在床上还是椅子上，在哺乳的时候都要保持背部竖直并放松。如果你前倾或后仰，宝宝接触乳房的角度就会改变，这样他就难以保持正确的衔乳姿势，你也会很快感觉背部酸痛。如果你的乳房过大，你可以用手轻托乳房，或者将毛巾卷起放在乳房下面，使宝宝的嘴直对你的乳头。

当你找到了舒服的姿势后，你有很多方法抱宝宝。在离开医院前你可以多尝试几种不同的姿势（包括你的姿势和宝宝的姿势）练习哺乳，如果需要，可以向护士或母乳喂养专家寻求帮助。不同的哺乳姿势可以促进乳房内不同部位的乳汁顺利流出，因此变换姿势可以有效预防乳头疼痛及乳腺管堵塞等问题（关于乳腺管堵塞的更多信息，请见第八章）。在某些特殊情况下，一些特定的姿势更有利于哺乳。

我们这里描述的所有姿势都仅供参考。哺乳姿势并没有一个绝对的标准。每个妈妈和宝宝都可以找到适合的姿势。如果你是从未哺乳过的新手妈妈，下面的指导或许对你进行母乳喂养有帮助。

良好的开端

早期哺乳的基本知识

- 分娩后你应立即让宝宝贴近你的胸部或腹部，并在一小时内开始哺乳。

- 如果没有特殊的健康问题，不要给宝宝喂任何配方奶、水或糖水。不要让宝宝使用安抚奶嘴。如果你的宝宝想吮吸什么东西，你可以试着哺乳。如果有需要的话，向产科医生或儿科医生寻求帮助。

- 让宝宝时刻与你在一起，这样你就能及时获得喂养提示，并且

方便地进行母乳喂养。

- 如果宝宝有如下表现，比如变得焦躁、频繁舔嘴唇、做出吮吸或觅食的动作（转头四处看、寻找你的乳房），你要马上哺乳。不要等到宝宝开始哭才哺乳，因为哭是他饿了很久的信号。宝宝想吃多久，你就应该喂多久，直到他主动松开你的乳头。

- 哺乳时，你应该让宝宝每次吃不同侧的乳房，这样可以保证两侧的乳房受到同样的刺激，排空乳房，同时增加泌乳量。如果某次用一侧乳房哺乳后，宝宝看起来还想吃，那就换另一侧乳房继续喂他。在宝宝长大一些后，你可以每次用两侧乳房哺乳。而对小一点儿的宝宝来说，吃一侧乳房就足够了。

- 分娩后，你可以请母乳喂养专家、有哺乳经验的护士或者医生检查你的哺乳方法，保证哺乳顺利进行。在离开医院后的24~72小时（或在宝宝3~5天大时），你要请医生做一次随访评估。

- 如果分娩后你必须与宝宝分开，可以提前将乳汁挤出给他吃。（具体操作要向护士或母乳喂养专家咨询。见第173页）最好尽早开始挤奶（分娩后6小时以内），为宝宝提供优质的初乳。

摇篮式

摇篮式（也叫麦当娜式）是一种传统的哺乳姿势。用这个姿势哺乳时，你要用与哺乳所用乳房同侧的手臂抱宝宝。这一侧的手臂弯曲，上臂紧贴身体，使宝宝的头靠在你的臂弯里，同时用前臂支撑他的背部，并用手托住他的臀部或大腿。你可以让他把贴近你身体的那只胳膊环住你的身体或轻轻垫在他的身下，保证他的手不会妨碍哺乳。将他抱起来后，你就要调整前臂的角度，使他的整个身体都朝向你。他的骨盆要贴着你的腹部，他的胸部要紧贴你的胸部，他的嘴要正对着你的乳头。这样，宝宝不需要转头就可以接触到你的乳头了（而非你把乳头向他靠拢）。宝宝的头应该和躯干成一条直线，不要让他扭着头。

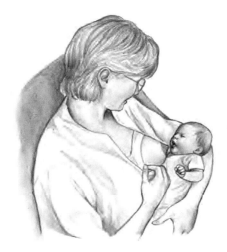

摇篮式是一种传统的哺乳姿势。

交叉式

还有一种哺乳姿势叫作交叉式，它和摇篮式唯一的不同是，你要用哺乳所用乳房的对侧手臂支撑宝宝的身体。用这种姿势哺乳时，你的手和手臂要支撑宝宝的颈部和上背部，而非他的臀部。他的臀部可以落在你的臂弯里或你腿上的枕头上，保持放松状态。随后，你要旋转宝宝的身体，让他面对着你，嘴巴正对着你的乳头。这样的姿势适用于难以衔乳的宝宝，因为你可以用你的大拇指和其余手指扶住他的颈后部，这样便于你引导宝宝转换成正确的姿势。你可以用你的手来支撑乳房，同时帮助宝宝衔乳。

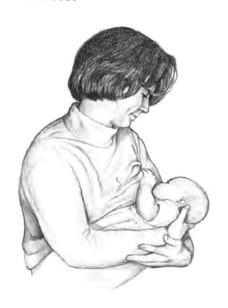

交叉式对小婴儿来说比较好，因为他的背部能受到支撑。

仰卧式

仰卧式利用了婴儿在俯卧姿势下与母亲肌肤接触时的生理反应。这种姿势有时被称为澳大利亚式或俯卧式。母亲半躺，婴儿肚子贴着母亲的肚子，趴在母亲身上。这种姿势对排乳反射过于活跃或泌乳量过大的母亲来说特别适合。

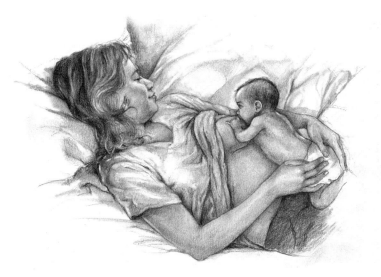

仰卧式有利于母婴肌肤接触，适用于排乳反射过于活跃或泌乳量过大的妈妈。

橄榄球式（环抱式）

许多刚刚经历了剖宫产手术的妈妈都觉得橄榄球式更舒服，因为这种姿势可以避免宝宝压到腹部的伤口。用橄榄球式哺乳时，妈妈两侧的乳房可以同时哺乳，因此也适用于生双胞胎的妈妈。妈妈可以同时观察到自己的乳头与宝宝嘴巴的情况，更容易控制宝宝的头，因此这种姿势也适用于乳房过大或扁平的妈妈以及早产儿。用橄榄球式哺乳时，妈妈要像抱橄榄球那样，或者像将手提包夹在腋下那样抱宝宝。如果你想用这种姿势哺乳的话，可以先把宝宝放在你的身旁，也就是准备哺乳的那一侧乳房旁，然后使他的头紧贴你的胸部，接着让他在你腋下稍微弯曲身体，用你的手臂支撑他的上背部，用你的手支撑他的肩部、颈部和头部，宝宝的腿会在你身后伸展。如果你坐在扶手椅上的话，你也可以让他的屁股抵在椅子背上，使他的腿稍竖起。最后，你要在手臂下方放一个枕头，让宝宝的头部和你的乳房保持平齐。

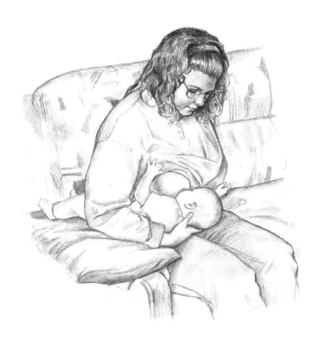

如果你刚刚经历了剖宫产手术，那么橄榄球式对你来说更合适，因为这种姿势可以避免宝宝压到你腹部的伤口。

侧卧式

侧卧式令你哺乳更轻松。如果你刚刚做过剖宫产手术、在产后的几天里感到劳累或有些不适，侧卧式则更适合你。你用这种姿势哺乳时，要在头部下方垫一个枕头，还要在背后垫几个枕头来支撑身体（还可以用两个膝盖夹住一个枕头，这样或许更舒服）。你的后背和臀部要尽可能地成一条直线。你要让宝宝和你面对面地躺着，用一侧的手抱紧他并让他贴近你的胸部，然后用另一侧的手托起乳房来帮助宝宝衔乳。

采用这种姿势的优点之一是，换侧哺乳时，你不需要坐起来调整宝宝的位置。你只需要用一个枕头将他的头部垫高，直到他的头和你另一侧的乳房平齐，然后稍微侧一下身，把乳头递到他嘴边。愿意的话，你也可以抱紧他，使他紧贴在你的胸前，然后翻身，让他换到另一侧继续吃奶。你可以将枕头或卷起来的毯子放在宝宝背后以支撑他的身体，这样你的手臂可以得到休息。

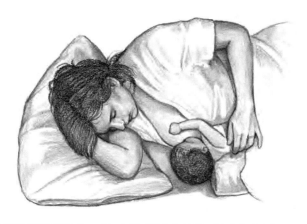

如果你刚刚做过剖宫产手术，或在产后感觉十分劳累，侧卧式哺乳能让你更轻松。

正确的衔乳姿势

如果你在采用上述的姿势时，宝宝的头对准你的胸部，他的耳部、肩部和髋部能成一条直线，那就说明他的位置合适。

下一步就是要引导宝宝靠近你的乳房，正确衔乳并有效吮吸。

宝宝衔乳姿势正确非常重要，这样可以保证你有足够的乳汁供应，避免你的乳头疼痛，并刺激你的身体分泌更多的乳汁。在哺乳时，尤其是在早期哺乳时，托起乳房很有必要（采用侧卧式时除外），因为这样可以确保宝宝顺利衔乳。随着乳汁不断分泌，乳房的大小和重量逐渐发生变化，托起乳房也变得越来越重要。托起乳房时，你要将一只手放在乳房外侧，把除拇指外的四根手指贴在乳房下的胸壁上，支撑乳房基底部，然后将拇指放在乳房上方，把乳头递给宝宝（母乳喂养专家和护士或许会把这种方法叫作 C 字形握法，因为手要摆出 C 字形）。不要将你的手指放在乳晕上，否则在宝宝衔乳时手指会挡住宝宝的嘴。用手指轻轻地挤压乳房，以便宝宝保持正确的衔乳姿势。如果你的手足够大，你也可以使手指成 V 字形放在乳房上，这样两指间的空隙就足以露出乳晕。

在托起乳房后，你要用乳头轻触宝宝的下唇，或者使他的下巴紧贴你的乳房，这样可以刺激他张开嘴巴（如果他一直紧闭着嘴，那你可以用食指碰碰他的小嘴，轻轻按压他的下巴，同时张开自己的嘴，因为他可能会模仿你）。宝宝的嘴不再微微张开，而像打哈欠一样张大后，你要赶快抱紧他并把乳头（包括部分乳晕）递到他嘴里。你的动作要快而轻柔，并且一定要把乳头递给宝宝，而非带有强迫性地塞给他。如果你非常用力地将宝宝的头部搂向你的胸部，有可能造成他呼吸困难，他会焦虑、害怕，会弓起背拒绝吃奶。不要推宝宝的头，要像前面描述的各种抱法一样，用手支撑他的上背部和脖子。

如果宝宝的衔乳姿势正确，他的下巴会紧贴你的乳晕，他会用力吮吸你的乳头，他的下巴或鼻子会时不时碰到你的乳房（宝宝的

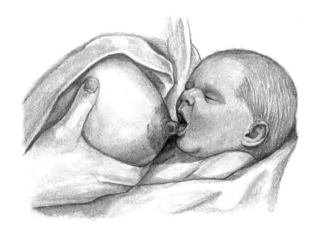

你可以使用 C 字形握法托起乳房，用乳头轻触宝宝的下唇，刺激他的吸吮反射。

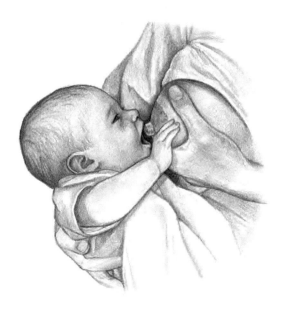

当宝宝张大嘴时，你要快速并轻柔地将乳头（包括部分乳晕）递到他嘴里。

呼吸并不会受到影响，但如果你担心他呼吸不畅，可以试着托起乳房，或轻轻调整他的位置——托着他的屁股贴近你的身体）。宝宝在衔乳时嘴唇最好呈不对称状态，也就是说下唇覆盖的乳晕比上唇覆盖的少，这可以使乳头在宝宝嘴里贴近他的上腭。宝宝第一次尝试衔乳以及开始吮吸时，你可能有轻微的不适感，当宝宝开始稳定而有规律地吮吸时，你就不应该再有疼痛感了。如果初次哺乳时过了几分钟你仍感觉到疼痛，这可能是宝宝不正确的衔乳姿势造成的，因此你和宝宝应当在儿科医生、家庭医生、护士或母乳喂养专家的帮助下，通过更多的练习来纠正姿势。如果在哺乳过程中你一直感到乳头疼痛，你可以用手指插入宝宝的嘴角，向下按压乳头以中断他的吮吸，让他重新衔乳，确保重新衔乳前他的嘴是张大的。

大多数妈妈以为新生儿有衔乳的本能——只要用了正确的方法把乳房递给宝宝，他自然知道下一步该怎么做。有的宝宝确实可以很熟练地衔乳，尤其是出生一小时之内的宝宝。（研究表明，可以熟练衔乳的宝宝大多都有在出生后马上与妈妈进行肌肤接触的经历。这时他们面对妈妈的乳头，可以自己练习衔乳和吮吸，这叫作乳房爬行，网上可以找到相关的视频资料。

大多数新生儿确实可以非常顺利地学会衔乳，并很快开始深深地吮吸和有规律地吞咽，这标志着哺乳成功了。但并非所有的宝宝都本能地知道如何衔乳。也许在多次尝试后宝宝才能学会衔乳，并将正确的衔乳姿势和吃饱的感觉联系起来，从而强化这一行为。

成功衔乳的关键是让宝宝含住尽可能多的乳晕，这样宝宝就可以将乳头吸至嘴巴的深处。他的牙龈和舌头会包裹 3~5 厘米的乳晕，并给予其一定的压力。当你的宝宝顺利衔住乳房、开始吸吮时，他

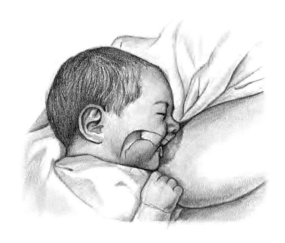

图中宝宝的衔乳姿势是正确的——嘴唇紧贴乳晕，完全含住了乳头。

的下巴和舌头的运动使乳汁从乳头的微小开口中涌出。这就要求宝宝在衔乳时张大嘴。在刚开始练习哺乳时，许多新手妈妈会犯错，那就是在宝宝的嘴还没有张到最大时，就将乳头递到宝宝嘴里了。这会导致宝宝只吮吸乳头，从而喝到较少的母乳，同时也可能造成妈妈乳头疼痛。

为了让宝宝吃到满满一大口母乳，你可以使用 C 字形握法握住乳房，将其托起并轻轻挤压，这样可以使乳晕紧缩，乳头更凸出，宝宝衔乳更容易。你可以想象你的乳房是一个"三明治"，无论用任何姿势，你都可以使用 C 字形握法握住"三明治"，将其对准宝宝，引导他先用下巴碰到"三明治"。宝宝衔乳时，他的舌头应该稍稍向外伸出一些（超过他的下牙龈）包裹住你的乳头，他的下唇应该稍稍外翻并紧贴你的乳房。

如果宝宝的衔乳姿势不正确，你可以用手指轻轻插入他的嘴角，向下按压乳头，中断宝宝的吮吸。如果你看到宝宝在吃奶时脸颊凹陷，听到他发出吧嗒声，或注意到他嘴唇向内卷，那么宝宝的衔乳姿势应该是错误的。同时，他也很可能频繁地把头摆来摆去，不做任何吞咽动作。错误的衔乳姿势会使你感到乳头疼痛。不要直接将他的嘴从你的乳头上拉开，因为这样做很可能导致你乳头疼痛。宝宝要不断地练习，才能熟练地正确衔乳。你可以向医院的护士和母乳喂养专家寻求帮助。

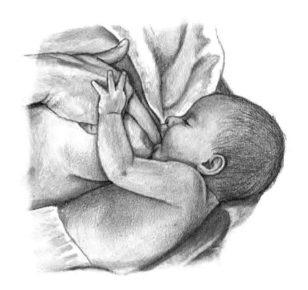

你可以用手指插入宝宝的嘴角，向下按压乳头以中断宝宝的吮吸，这样能比较顺利地让他的嘴巴离开你的乳头，避免乳头疼痛。

乳头扁平或乳头内陷的妈妈如何进行母乳喂养？

第三章曾提到，如果乳头扁平或内陷，那宝宝衔乳可能更困难。扁平的乳头可能与乳晕难以分开，或在受到刺激时只能微微凸出。

内陷的乳头在乳晕受到按压时会向内回缩，而非向外凸出。这种乳头可能轻微回缩，也可能完全回缩（见第36页）。如果你乳头扁平的情况较轻，宝宝也许衔乳时不需要特别的帮助；但如果宝宝衔乳困难的话，你就要在哺乳前试着轻轻挤压乳晕，使乳头尽可能地凸出。

如果这样做还是没有效果，宝宝仍然很难衔乳，那你就要向有经验的儿科医生、护士、母乳喂养专家或国际母乳会的志愿者寻求帮助了。如果新生儿许多天一直不能正确衔乳，这会使他更容易出现脱水的情况，你的泌乳量也会相应减少。如果你没有及时纠正宝宝错误的衔乳姿势，你的乳头疼痛和损伤会更加严重，哺乳时你会感觉更加不适。在母乳喂养的过程中，母乳喂养专家将密切关注你和宝宝，帮助你使用一些必要的辅助设备，并教你在必要的时候将乳汁挤出喂宝宝，同时尽可能快速、无痛地解决问题。在哺乳前你要使乳头凸出，母乳喂养专家可能建议你使用医疗级电动吸奶器、手动吸奶器或乳头保护罩。乳头保护罩是一种覆盖在乳房上的比较薄的塑料杯罩，可以通过按压乳房使乳头凸出。如果你有乳头扁平的情况，你可以在哺乳的头几天内使用乳头保护罩，以便宝宝正确衔乳。

在专家的帮助下，宝宝应该很快就能学会正确衔乳，并顺利吃奶。这个过程可能只要一天的时间，也可能需要几个星期。但与你的母乳喂养之旅相比，这段时间不算什么。如果乳头内陷或扁平的情况比较严重，宝宝练习的时间可能比较长，这时就需要有经验的医生来处理了。还有一些妈妈只有一侧乳房有严重的乳头内陷的情况，而另一侧乳房可以正常哺乳。其实一侧乳房就可以给宝宝提供足够的母乳。随着时间推移，在一侧乳房不再分泌乳汁的情况下，两侧乳房会有较明显的大小差异，不过这只是暂时的。如果你不用某一侧乳房哺乳，而又想让这一侧乳房一直产生乳汁，可以用手或吸奶器将乳汁挤出。

抗拒吃奶

如果你没有乳头扁平或内陷的情况，但宝宝一直不能正确衔乳或者出生后一直抗拒吃奶，你就要立刻向儿科医生或母乳喂养专家寻求帮助。宝宝会因为出生过程中母体阵痛、分娩或药物作用带来的压力而不能正确衔乳并有效吮吸。不过，这种抗拒也有可能是宝宝的性格所致，宝宝只是不喜欢被抱紧，无法安静下来吃奶。在哺乳过程中，不要抱住宝宝头部的上半部分，因为一些宝宝在后脑勺受到压迫时会将妈妈的乳房推开。在大多数情况下，只要母乳喂养专家给予指导，你有足够的耐心并做好多次尝试的准备，你总会找到适合宝宝的哺乳方法。极少数宝宝可能出现舌系带过短的情况。儿科医生会对宝宝的唇部、口腔和神经系统做系统的检查，查看宝宝是否有问题。如果宝宝出现了上述问题，这会阻碍他成功衔乳和正常吮吸。经过仔细评估，宝宝可能需要由儿科医生处理舌系带，或转诊给儿童牙医或耳鼻喉科医生。

打嗝、吐奶以及拍嗝

当你看到宝宝停止吮吸，慢慢睡着或推开你的乳房，你就知道宝宝已经吃饱了；就算宝宝在吃饱后没有睡着，他也会显得安静、放松。在宝宝吃奶后，你可以通过让他打嗝使他排出吞下的空气。

通常与使用奶瓶相比，宝宝直接吮吸乳头吞下的空气更少，因此他可能并不会打嗝。打嗝可以缓解宝宝的饱腹感，让他更清醒。如果他还有需要，你可以继续用另一侧乳房哺乳。

基本上所有的宝宝都会时不时打嗝，大多数情况下打嗝会让你烦躁；但如果宝宝在哺乳过程中打嗝，这可能让宝宝感到苦恼。随着你分泌的乳汁越来越多，宝宝偶尔也会出现吐奶的情况。这些都是正常现象，你不必过于担心。哺乳时保持安静，调整宝宝的姿势让他感觉放松，可以最大限度地减少宝宝吐奶和打嗝的情况。

在给宝宝拍嗝时，要先竖直地抱起他，让他紧贴你的身体，让他的头靠在你的肩膀上，再在他的嘴巴下面放一块干净的布来接住他可能吐出的奶，随后轻轻拍打或摩挲他的后背。拍嗝时，你也可以让他坐在你大腿上，不过要用一只手支撑他的头；你还可以让他趴在你的膝盖上。如果几分钟后他还没有打嗝，你可以让他平躺着睡觉，或用另一侧乳房继续哺乳。

在练习中学习

就像学习骑自行车、打字、开汽车一样，学习哺乳时，多练习几次比多读几遍书学得更快。即便你前几次尝试的结果不太理想，你也不要灰心。要知道，宝宝刚刚出生，你也刚刚结束分娩，你们都很累，而且这时你特别容易受到各种情绪的影响。母乳喂养在生理上造成的影响刚开始可能让你有轻微的不适感，但这很快就会过去。一些妈妈会在哺乳的头几个星期肚子疼，这叫作产后痛，是身体分泌后叶催产素引起的，这种激素会使子宫收缩至怀孕前的大小，并刺激妈妈分泌乳汁。虽然在最初的几天里，产后痛可能会让人不舒服，但这实际上是一种保护机制。

在这一阶段你只分泌很少量的初乳，这也是完全正常的。要知道在你分娩后的 2~5 天，你的泌乳量才开始增加，才能满足宝宝身体的需要。婴儿的胃的容量由其出生后进食的乳汁量决定，并随着乳汁量的增加而长大。就像我们在第二章提到过的，新生儿通常在出生后的几天内会出现体重减轻的情况，在妈妈的泌乳量增加后宝宝的体重就迅速增加。有很多现在看起来很复杂的事情，随着时间的推移会变得越来越简单。你要坚定长期母乳喂养的信念，这样在面对初次哺乳遇到的问题时以及在为宝宝创造健康生活的过程中，你会更从容。

供应与需求：形成母乳喂养规律

母乳喂养虽然看起来是一个顺其自然的过程，但也会给你带来一些困扰：初乳也许与你想象中的有些差别；宝宝也许还没吃奶就睡着；你的乳房可能涨得很厉害甚至疼痛。这时，你就要开始考虑形成母乳喂养规律了。

实际上，宝宝的需求增加会刺激你的身体分泌更多的乳汁；他的吮吸频率降低，你的身体分泌的乳汁也会相应减少。形成这样一个正常而有效的供需规律，基本上都需要一段时间。随着宝宝逐渐长大，你们可能还需要重新调整。

随着宝宝每天的吃奶时间一点点延长，你的泌乳量也在增加。他的吮吸会刺激你乳房内的神经末梢，使其向你的大脑传递信息，引起催乳素的分泌。以血液中的某些物质为信使而进行的这一过程，

母乳喂养自检表

如何确认哺乳方法是否正确

哺乳方法正确的标志

· 宝宝的嘴巴像鱼嘴一样张大且嘴唇外翻。

· 他的下巴靠在你的乳房上，鼻子接近乳房。

· 他将大部分乳晕都含在嘴里。

· 他在有规律并且深深地吮吸，吮吸频率很高。

· 在宝宝吃奶时，你可以听到他有规律的吞咽声。

· 在最初的几次吮吸后你没有感到乳头不适。

哺乳方法错误的标志

· 宝宝的头和躯干没有成一条直线。

· 他只是在衔着乳头，而没有将大部分乳晕含到嘴里。

· 他吮吸得很轻很快，并且有些急躁，而非深深地有规律地吮吸。

· 他的脸颊向内收缩，或者他发出吧嗒声。

· 你的泌乳量增加后，你没有听到他有规律的吞咽声。

· 在哺乳过程中你感觉到乳头疼痛，或发现乳头有损伤（如破损或出血）。

在刺激乳房内的乳汁分泌时至关重要。当宝宝吃奶时，你体内的催乳素的含量会激增，从而保证乳汁的持续分泌。如果按照一个严格的时间表喂养宝宝，或宝宝进食了配方奶、水、糖水，或用安抚奶嘴来满足宝宝吮吸的需要，这样会使哺乳次数减少，随后你分泌的乳汁会相应减少。

持续的母乳分泌不仅取决于宝宝吮吸的频率，还取决于宝宝究竟吃到了多少母乳。如果你总是只用一侧乳房哺乳，即使因宝宝吮吸的刺激而分泌的激素同时作用于双侧乳房，另一侧的乳房还是会停止分泌乳汁，这也是你要轮流用不同侧的乳房哺乳的原因。宝宝只将乳头含到嘴里等不正确的衔乳姿势使得他只能吃到少量母乳，这样也不能对乳房形成足够的刺激，不会让母体持续分泌足够的母乳。事实上，乳房中残留的母乳中的蛋白质会进一步抑制母乳分泌。为了避免发生这种情况，你应该从一开始就频繁哺乳。如果你不经常对宝宝哺乳，就必须用吸奶器或手挤压乳房来排空乳汁。

最初的几次哺乳很重要，会使你的身体产生足够的乳汁来满足宝宝的需求。健康的新生儿出生时体内都有一定量的多余水分，因此在出生后的头几天，随着体内多余水分的逐渐减少，他会出现体重下降的情况，此时他不需要额外摄入液体。几天后，宝宝对水的需求逐渐增加，母乳的含水量会越来越大，母乳的成分也会有所变化。在宝宝出生后的一星期左右，母乳中的蛋白质减少，脂肪和乳糖增加，母乳的颜色也会由黄色变为接近奶油色的白色。在宝宝出生后的10~15天，妈妈的乳房开始分泌成熟乳，泌乳量也比以前增加。这种水样的、呈白色或青黄色的乳汁包含宝宝所需的全部营养物质，而且泌乳量会根据宝宝的需求不断调整。

我们在学习开车时，有时踩油门会用力过大，有时又力量不够。同样的道理，你的身体也需要一定的时间来适应宝宝食欲的变化。一开始初乳的分泌量很少，而几天后乳房又充满大量乳汁，你会为这一变化而惊讶。泌乳量的增加会给你带来乳房紧绷、充盈的感觉，这叫作涨奶。解决这一问题的方法就是更频繁地哺乳。即使半夜要把宝宝叫醒，你也要保证一天哺乳8~12次。在宝宝出生后的2个星期内，不要让他连续睡4小时，如果他睡得太久，你要把他叫醒哺乳。如果他长时间睡觉，或每次在开始吃奶后很快睡着，或看起来无精打采、哭声很小，你就要立刻联系儿科医生。不要等到宝宝哭再去喂他，你要密切关注宝宝的一些表示饥饿的早期信号，比如吧嗒嘴、吮手指、小动作变多等。你也许还需要用手或吸奶器挤出一些母乳来减轻不适感，使乳头和乳晕变软，让宝宝更顺利地衔乳。

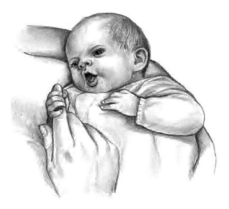

宝宝吧嗒嘴或变得好动、兴奋，都是饥饿的早期信号。

最终你的泌乳量会满足宝宝的当前需要（通常会很快）。在宝宝的猛长期（通常发生在宝宝3个星期、6个星期、3个月和6个月大的时候，但情况因人而异），你哺乳的次数会越来越多，泌乳量也会相应增加。而随着宝宝吃奶时长逐渐缩短，你的泌乳量会再次减少。你会越来越习惯宝宝更长的吃奶时间或更高频率的吮吸。同时，当你担心宝宝没有吃饱时，你可以在感觉乳房涨时给宝宝"加餐"。泌乳量会根据宝宝和你的需求来"量身定制"，这正是母乳喂养的神奇之处。

问 & 答

一切都正常吗？

问：我认识几位妈妈，她们原本想进行母乳喂养，但后来因为母乳不足而换成了配方奶喂养，我也可能出现这种情况吗？

答：妈妈母乳不足，不一定就要给宝宝添加配方奶。在得到了足够支持，了解了比较全面的信息的情况下，几乎所有的妈妈都可以成功进行母乳喂养。你认识的那些母乳不足的妈妈不能进行母乳喂养可能是因为哺乳的次数或时长不够，或者她们没有试着让宝宝练习正确的衔乳姿势。如果这些妈妈采用母乳替代品喂养或使用了安抚奶嘴，之后哺乳时宝宝的吮吸就不会对母体产生足够的刺激，分泌的乳汁就有限。在母乳喂养最开始的2~3个星期里，泌乳量会有一些波动，这是很正常的。当新生儿因为吃奶而哭闹，或在夜里频繁醒来需要吃奶时，最好的解决方法就是尽可能地满足他的需求以刺激乳汁分泌。用正确的哺乳方法，坚持纯母乳喂养，你会发现宝宝的需求会刺激你的泌乳量相应增加。如果母乳喂养在最初几天或几个星期内有一个良好的开始，你会安心许多。

问：我很想多了解我的宝宝，并在产后的几天里一直练习哺乳方法。但我感觉我的丈夫似乎无事可做。他和我一样对新生命的到来很兴奋，有什么方法可以让他也参与到母乳喂养中吗？

答：就像你的丈夫在分娩过程中给你的帮助一样，他也可以在母乳喂养早期对你起帮助或指导作用（见第十一章）。他可以在你与医生、护士或母乳喂养专家交流时陪在你身边，可以陪你学习这本书介绍的方法，可以在你练习哺乳的时候帮你纠正宝宝的姿势。他也可以在一旁看宝宝能否顺利衔乳，保证宝宝以正确的姿势吃到母乳。他还可以将枕头摆到合适的地方，让你在哺乳的时候后背有所支撑，或者在你需要休息的时候抱一抱宝宝。在哺乳过程中，如果宝宝看起来要睡着，他可以挠一挠宝宝的脚心或抚摸宝宝的背来让他保持清醒。他还可以帮忙给宝宝拍嗝。如果你是经剖宫产分娩，在术后恢复过程中你的丈夫能帮更多的忙。当然，他也可以给孩子换尿布、给他穿衣服、陪他一起玩和给他洗澡等。你要鼓励他用各种各样的方式帮你照顾孩子，让他体验到作为一个父亲与自己的孩子近距离接触这样独特的经历。

问：在哺乳时，宝宝衔乳几分钟后我感觉乳头很疼。我知道母乳对宝宝很重要，但这种疼痛感让我有点儿想放弃母乳喂养。这一情况会有所改善吗？

答：在哺乳时，一些新手妈妈比其他妈妈感觉更不舒服，因为一些妈妈的乳头本来就比别人的更敏感。就像你感觉的那样，在刚开始哺乳的时候，宝宝最初的几次吮吸会让你感到不舒服，尤其是在最初的几个星期里，这种感觉会更加明显，也就是所谓的"衔乳痛"。你要知道，这种感觉在哺乳几个星期后是会逐渐消失的。另外，也有一些妈妈不喜欢乳汁分泌时酥麻而略带刺痛的感觉，但大多数妈妈都很容易接受这种短暂的不适感。如果最初这种不适感很轻、很短暂，你可以再观察几个星期看看。如果你感觉乳头疼痛，并且在宝宝安静地吃奶后这种感觉仍未消失，你就要寻求专业人士的帮助，在有必要的时候还要采取一些较安全的止痛措施。如果你有强烈的不适感，就尽快联系一位经验丰富且有资质的母乳喂养专家来帮助你。因为这种情况并不正常，可能提示你有一些问题要尽快解决，从而保证母乳喂养的顺利进行。

多久哺乳一次？

"我需要多久给宝宝喂一次奶？"是新手妈妈最常问的问题之一。其实，根据上文提到的一些内容，这个问题的答案很简单，就是"按需喂养"。不要等到宝宝哭闹才让他吃奶。宝宝哭闹表示他已经非常饿了。在宝宝哭前，他会给你一些信号告诉你他想吃奶了，比如吧嗒嘴、吸吮拳头或手指、嘴巴做吮吸的动作、觅食（四处转头寻找你的乳房）、踢腿或扭动身体以及变得烦躁。在出生后的头几天里，宝宝或许每隔一小时就给你一些这样的信号。白天哺乳的间隔时间不能超过2~3小时，夜里则不能超过3~4小时。为了保证宝宝每天的吃奶次数达到8~12次，有时你要叫醒睡着的宝宝。如果他被叫醒后不想吃奶，那你就等半小时再试一次。一些宝宝在没有

新生儿吃饱了吗？

几乎所有的妈妈都会考虑她们的宝宝是否摄入了足够的营养。妈妈不能准确估计宝宝吃的母乳的量，但是可以通过其他方法来判断宝宝是否已经吃饱。如果你的宝宝摄入了足够的营养，那么他会有如下表现。

· 出生后的头几天内减轻的体重小于出生体重的7%，随后体重开始恢复并有所增加。

· 在出生后的1~2天内，每天排便1~2次，大便呈略显黑色的柏油样；3~4天时，每天排便至少2次，大便颜色开始变绿或变黄；5~7天时，大便应该是黄色的软膏状，偶尔可能有奶瓣，每天应排便3~4次。一个月大时，随着妈妈的泌乳量越来越多，宝宝排便的次数也会越来越多。

· 在5~7天时每天至少需更换6次尿布，尿是无色或浅黄色的。

· 吃奶间隔1~3小时，且吃奶后都表现得很满足。

· 每天吃奶8~12次。

安排新生儿在出院后48小时内接受儿科医生或家庭医生的第一次检查。其中的体重检查将有助于确定喂养是否充分。

完全清醒的时候也会吃奶，因此你不必让他完全清醒。

很快，你就会熟悉宝宝吃奶时的特点了：他或者好动又兴奋，或者困倦、爱睡觉，又或者特别专心。同时，你要鼓励他在吃奶时尽可能坚持更长的时间。只要他还在主动吮吸，你就要让他继续吃奶。在宝宝还想吮吸时你就拔出乳头，或他在开始吃奶后就迷迷糊糊睡着了，很可能打乱已经形成的母乳供需规律。在宝宝吃饱前，你应让他一直吮吸（他吃饱后会主动松开你的乳房）。要记住，宝宝吃奶的时间越长，他所获得的母乳中的脂肪就越多。母乳中的脂肪有助于他更好成长，并使他在不吃奶的时间里也感觉非常满足。如果他在开始吃奶几分钟后就迷迷糊糊睡着，试着摩挲他的后背或轻轻挠他的脚心，让他保持清醒，从而能长时间吃奶。用握住乳房的手按压乳房，有时也会刺激宝宝继续吮吸，因为乳汁可以被挤到宝宝嘴里。宝宝吃奶时间较短可能影响他从你的母乳中获得充足的营养，并且可能使很多乳汁残留在你的乳房中，令你涨奶或产生不适感。随着时间的推移，残留的乳汁会使你的泌乳量减少。

黄疸

许多新生儿在出生后的几天内会出现黄疸。胆红素是人体内的一种物质，是红细胞代谢的产物之一。如果胆红素在新生儿体内生成的速度超过了他的肝脏分解代谢和大便排出的速度，他就会出现黄疸。体内胆红素过多会导致新生儿的皮肤和眼结膜呈黄色。新生儿通过吃母乳促进排便来促使胆红素排出，因此没有吃到足够母乳的新生儿出现黄疸的概率更大。黄疸通常会自行好转，但如果情况比较严重，新生儿就需要进行治疗，比如使用光疗箱来使他体内的胆红素分解、排出。频繁或长时间地哺乳也可以促使新生儿体内的胆红素通过大便排出。当然，如果你的宝宝出现了生理性黄疸，你应该继续坚持母乳喂养。但如果是某种特殊类型的黄疸，儿科医生会建议你暂时停止哺乳，给宝宝吃配方奶。

黄疸偶尔会持续两星期以上，甚至可能持续数月。一般在此期间你应该坚持母乳喂养。特殊情况下儿科医生会建议你停止哺乳一两天。儿科医生应该监测宝宝的胆红素水平，确保其正在下降。如果你因为某些原因必须中断哺乳，就要用一个品质优良的电动吸奶器将母乳挤出（见第五章），以便你的身体一直保持分泌母乳的状态，这样你重新开始哺乳会很顺利。在你使用吸奶器时，护士、母乳喂养专家以及国际母乳会的志愿者都可以指导你。

知识就是力量

自学

如果你没有做剖宫产手术，也没有出现产后并发症，那么你住院的时间会比较短。在这段很短的时间里，你会有许多新鲜的经历以及各种各样的感受。这时，你随时都可以获得帮助、学习母乳喂养，在学习过程中你应积极主动。在第一次给宝宝哺乳时，你能从医生、护士以及母乳喂养专家那里获得足够的帮助。而出院后，你要想顺利地哺乳，就要靠自己多练习了。在此过程中如果遇到问题，你也可以寻求帮助。你可以在出院前让护士观察一下你的哺乳方法是否正确，并请她解答一些母乳喂养方面的问题。在得到足够支持的同时，你也要限制探望的亲友的人数，保证你有更多的时间练习哺乳技巧。大多数医院都会给新手妈妈开设母乳喂养的培训课程，也有一些医院会提供关于母乳喂养和新生儿护理方面的内部视频，你有时间可以去听课或观看视频。除此之外，你可以通过电话联系国际母乳会。你要和其他正在哺乳的妈妈多多交谈，这会让你得到想要的信息或者获得更多的信心。如果在分娩后你感觉没有从医护人员那里得到你想要的支持，要及时向儿科医生或护士咨询，并向母乳喂养专家寻求帮助。

开始新生活

无论住院时间是长还是短，你总有出院的那一天。到了那时，对于母乳喂养你应该有一些自己的想法了。你也许有过成功进行母乳喂养的经历，但你最好向儿科医生以及其他专业人士咨询，让他们观察你的哺乳方法是否正确，并提出建议。如果你已经在身体上和精神上为未来做好准备，也就是说已经为母乳喂养打好基础了，那你一回家就可以开始"工作"了。对你和你的宝宝来说，这将是你们之间独一无二的亲密关系的全新开始，并且会对宝宝日后的成长产生很大的影响。

第五章

特殊情况

• 关键点 •

- 剖宫产后应尽快进行哺乳。
- 早产儿可以从母亲挤出的乳汁或者捐赠者的乳汁中获得营养。
- 双胞胎（或多胞胎）的母亲也可以成功进行母乳喂养。
- 做过乳房手术的母亲通常可以顺利进行母乳喂养，但应密切监测婴儿的体重增长情况。

每个准妈妈自然都希望能够顺产，并且不出现任何并发症，但有时事不遂人愿。例如，宝宝可能早产；他可能患有你意想不到的先天疾病；你可能要做剖宫产手术；你可能患有某些疾病不能进行母乳喂养等。

一些特殊情况会给母乳喂养带来一系列的挑战。要想处理好这些问题以及分娩后几个星期或几个月内的一些其他突发事件，最好的方法就是你事先了解所有可能出现的问题的解决方法，并和儿科医生保持密切的联系，依靠你身边那个有丰富经验、能随时提供帮助的团队。不管情况是否乐观，你都要坚持母乳喂养。

分娩时的特殊情况

你的分娩过程可能对母乳喂养产生很多影响。和你预想的不同，你在分娩时可能接受麻醉，或宝宝出生时会出现一些令哺乳难以进行的先天状况。这样一来，你会觉得母乳喂养是一件很困难的事，但你要记住你身边还有母乳喂养专家时刻准备帮助你。在他的帮助下你会知道无论怎样，总有与你情况相似的妈妈成功哺乳的先例。

剖宫产

一种常见的情况就是剖宫产，这是一种与顺产不同的分娩方式。如果是没有提前计划的剖宫产，那么你可能已经经历了一段又长又艰难的产程。在这种情况下，医生会以你的休养与产后恢复为重，不太鼓励你产后立即哺乳。你或许会因这一事实而产生沮丧情绪，而这种情绪又会抑制乳汁分泌。如果剖宫产是按计划进行，你会比较了解自己产后的状态，并为母乳喂养做好充分的准备。

分娩方式对母乳喂养的影响其实很小，这算是一个好消息。与阴道分娩不太一样，剖宫产手术后，你可能会晚一天左右才分泌乳汁。你要尽早开始哺乳，同时也要以固定的频率哺乳，从而保证有充足的乳汁供应。由于越来越多的机构支持在剖宫产后进行肌肤接触，因此在产后 1~2 小时进行哺乳比以前更加普遍。术后你可能需要几小时来恢复，一旦你感觉能够哺乳了，就可以马上开始。

许多供剖宫产妈妈服用的药物并不会对宝宝产生严重影响。在剖宫产手术中你有可能接受局部麻醉（比如硬膜外麻醉），而不是让你完全失去意识的全身麻醉。因为与全身麻醉相比，局部麻醉进入血液中的药物量更少，新生儿受到的镇静药物的影响也就更小。一些新生儿会因为硬膜外麻醉出现嗜睡或吮吸无力的情况，但目前普遍认为，局部麻醉对于足月宝宝的发育及吃奶能力没有长期影响。即使你接受了全身麻醉，只要术后你能恢复意识并足够清醒，你就有哺乳的能力。如果医生建议你剖宫产，你最好将你的母乳喂养计划告诉产科医生和麻醉师。

在实施剖宫产之后，医生会给你开一些止痛的药物（初期是静脉注射的形式，之后是口服药的形式）以减轻你的不适。在大多数情况下，这些药物极少会通过乳汁传给宝宝。一些止痛药可能暂时引起宝宝嗜睡，但与这种出现概率极小的困倦感相比，母乳喂养带来的益处要大得多。后叶催产素可以刺激你稳定地分泌乳汁，但疼痛感会抑制后叶催产素的释放，因此你需要对疼痛感进行适度控制。如果你对于医生给你开的止痛药有什么疑问，最好和医生或母乳喂养专家沟通一下。

做完剖宫产手术后，因为腹部有切口，所以刚开始你可能很难找到一个舒服的哺乳姿势。你可以多尝试几种姿势，比如你坐在床上，在大腿上放一两个枕头托着宝宝，同时也保护你的切口；采用侧卧式哺乳；采用橄榄球式哺乳，让宝宝的脑袋枕在足够高的枕头上，与你的胸部平齐（见第四章）。请确保在开始哺乳之前找到一种比较舒服的姿势，不要羞于寻求帮助。随着你的伤口逐渐愈合，你可以更随意地活动，哺乳也会变得越来越容易，但只有在身体完全恢复之后，你才能有更多的休息时间。你要感谢家人和朋友对你的帮助，因为有他们，你才可以在术后安心休养并进行母乳喂养。

由于经历过剖宫产手术，并服用了止痛药，你可能比经阴道分娩的妈妈感觉更困。因此，在母婴同室时，最好让你的伴侣或其他值得信赖的家人或朋友陪着你。如果你在抱着宝宝或哺乳时感到困倦，就将他以仰卧姿势放在你床边的小床上。如果你开始犯困，并且身边没有人能帮助你，请呼叫护士。这是因为医院的床对宝宝来说并不是一个安全的睡眠处。剖宫产后，护理人员会定期检查你的情况，所以如果你有任何担忧的话，一定要提醒他们。

早产儿与患有疾病的新生儿

在给早产儿或患有疾病的新生儿哺乳时，你或许会面临一些困难，但这并不是不可能完成的任务。母乳喂养还可以有效改善宝宝的健康状况，促进他的生长发育。即使宝宝刚开始不能吮吸，你也可以在产后马上开始练习挤奶。这样，当宝宝的情况稳定之后，他就可以通过管子、奶瓶或小杯子喝到母乳了。无论通过什么方式，母乳都会给宝宝提供最好的营养，在他的生长过程中发挥重要作用。

早产儿的妈妈分泌的乳汁在成分上略有不同，（至少在产后的头几个星期里如此），这种差异的存在是为了迎合宝宝的需求。早产儿的妈妈分泌的乳汁，含有较多的蛋白质和矿物质（比如盐），并含有更易消化吸收的不同类型的脂肪。母乳中的脂肪会促进宝宝脑部及神经组织的发育，这一点对于早产儿尤为重要。与含有牛奶成分的早产儿配方奶相比，母乳更易于消化，还能使宝宝并不成熟的肠道内膜免受牛奶蛋白的侵袭。母乳喂养的早产儿与人工喂养的早产儿相比，发生肠道感染的概率更小。产后最初几天，妈妈分泌的乳汁中含有较高浓度的抗体，能帮助宝宝抵抗病菌感染。即使宝宝现在还不能吃奶，妈妈也可以从一开始就练习挤奶，这样到宝宝可以吃奶时妈妈的乳汁分泌就会稳定。

如果你想给早产儿或患有疾病的新生儿提供乳汁，就先要得到医院照顾宝宝的医护团队的帮助。如果有儿科医生或新生儿专家负责照管你的宝宝，那么你一定要告诉他你希望亲自哺乳，并用挤出的乳汁喂宝宝。新生儿重症监护室的医护人员可以将你挤出的乳汁喂给你的宝宝。许多医院现在都为哺乳妈妈划出了哺乳专用的隐私区域，并配备经验丰富的专家提供指导。你可以向重症监护室里的护士或哺乳咨询师寻求帮助。支持团队里的这些有经验的成员会教你如何组装和使用电动吸奶器以及如何有效地挤奶，并就如何储存母乳给你一些建议（见第九章）。当你的宝宝变得不那么脆弱，如果你能够哺乳，他们就会帮助你把宝宝调整成适宜哺乳的姿势。许

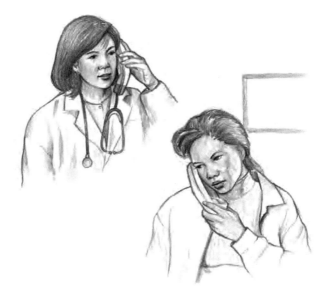

向儿科医生或支持团队里的成员咨询，你在哺乳过程中会获得需要的帮助。

多重症监护室都鼓励早产儿的父母与宝宝肌肤直接接触，这种方法有时也被称为袋鼠式护理，可以保证宝宝保持最佳的生长发育状态。你在抱了宝宝与其有了肌肤接触后，立即用吸奶器或手将母乳挤出，这样可以有效提升泌乳量。一些妈妈发现，在重症监护室里宝宝的床旁挤奶也能提升泌乳量。

如果新生儿体重过轻、患有疾病或受出生条件所限不能吮吸，使用医疗级电动吸奶器会是一个有效挤出母乳并保证充足的母乳供应的方法。在你住院期间，医院可能给你提供吸奶器，回家后你也可以租一个或买一个。这种吸奶器不只是一个单纯的吸力装置，还能产生挤奶作用。在产后你要尽早开始使用吸奶器，同时有规律地挤奶——根据估计的宝宝的"饭量"来确定挤奶次数。你可以先定一个目标，比如每天至少使用吸奶器 6~8 次，这样能刺激乳头，促进乳汁分泌。产后最初的几个星期里，你挤奶的时间要有规律，每次睡觉不要超过 4~5 小时。如果你早上醒来时，感觉乳房有些涨，那可能是你晚上睡得太久了。涨奶实际上会抑制乳汁分泌。如果使用双边吸奶器，你可以同时从两侧乳房挤奶。大多数妈妈都觉得，双边吸奶器可以让她们在最短的时间内挤出最多的乳汁。使用吸奶器时，如果没有乳汁流出了，你要继续挤几分钟，这样可以刺激乳房分泌更多的乳汁。对早产儿的妈妈来说，24 小时内使用吸奶器的时间不低于 100 分钟。如果你的宝宝体重过轻、早产或患有疾病，那么这便是用吸奶器刺激乳房和挤奶的最低要求，能够使妈妈在数个星期内保持良好的母乳供应。

在用吸奶器之前或用吸奶器时进行乳房按摩，可以有效地提高奶速，增加泌乳量。做乳房按摩时，你要将指尖贴近胸廓，从乳房外边缘起，围绕整个乳房，朝向乳头以画小圆圈的方式慢慢按摩。按摩动作要轻柔，不要在皮肤表面产生过多摩擦，或用力过大导致疼痛。

你应该知道刚开始时你挤出的乳汁（初乳）会很少，但这些乳汁可以提高宝宝的免疫力，因此对宝宝尤为有益。一些妈妈会发现，在产后的最初几天用手将乳汁挤到小杯子或勺子里，会比用电动吸奶器挤奶轻松得多（见第 173 页）。用手直接将乳汁挤到杯子里，可以让你的每一滴乳汁都保存下来，而不会残留在吸奶器里。一旦你的泌乳量开始增加，你每天挤出的乳汁在量上会出现波动。这样一来，你要增加每天挤奶的次数，以保持最大的乳汁分泌量。相比于哺乳，使用吸奶器你更容易发现泌乳量的变化，但这种变化是正常的。为了保持最大泌乳量，你要尽可能多休息，按时按处方服用止痛药，多喝水，同时还要保持心情舒畅。

你还可以通过一根由宝宝鼻子或嘴巴通向胃的管子，或杯子、奶瓶来给宝宝喂奶。具体母乳喂养途径的选择，取决于宝宝的早产时间以及你所在医院重症监护室的规定。有时候，一开始就用奶瓶吃奶的宝宝会更喜欢使用奶瓶，因为相比于直接吮吸乳头，这样奶流出得更快，宝宝更省力。这些宝宝之后可能拒绝吮吸妈妈的乳头，即出现乳头混淆。如果发生了这种情况，你可以把宝宝放在你胸口，与你的皮肤直接接触，让他在你胸口蹭一蹭，试着引导宝宝吃奶（当然，你应当在新生儿专家或儿科医生的允许和指导下才能进行这样的尝试）。接下来你会需要辅助哺乳装置——与储存有母乳的奶瓶或注射器相连的管子。在哺乳时，你要将管子粘在乳头上。这样，宝宝就能通过管子吃一部分母乳，从乳房吃一部分母乳了。

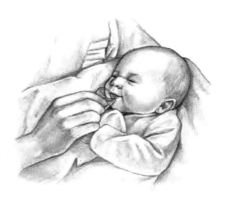

如果宝宝是早产儿，或者是患有疾病的新生儿，你可以用杯子、管子或奶瓶将挤出的乳汁喂给他吃。

如果你可以在宝宝清醒的时候，记录下相应的哺乳时长，没准会对早期成功哺乳大有裨益。你要尝试不同的母乳喂养姿势（见第四章），找到最适合你和宝宝的那一种。早产儿的妈妈在教宝宝如何衔乳的时候，会比较喜欢用交叉式。即使宝宝没有吮吸乳头，你也可以挤出一些乳汁抹在乳头上，让他的嘴唇碰触到乳晕和乳头时能尝到乳汁的味道。早产儿都很容易感到困倦，因此早期哺乳的时间要尽量短一些（你可以用剩下的时间抱着宝宝摇一摇、给他唱歌或就让他依偎在你怀里）。产后要尽可能频繁地哺乳，宝宝不在你身边时你也要坚持挤奶。频繁地哺乳、挤奶以及有规律地进行母婴肌肤接触，都可以帮助你保持稳定的泌乳量。目前，越来越多的医院推行母婴同室，或在整个住院期间，或至少在离开重症监护室的一两天前允许妈妈与宝宝一同过夜，这样可以让妈妈在回家之前学着解读宝宝饥饿的信号，掌握宝宝的吃奶规律，了解照顾宝宝的其他细节。这样的经历可以让你和宝宝从医院回到家中生活时更轻松。

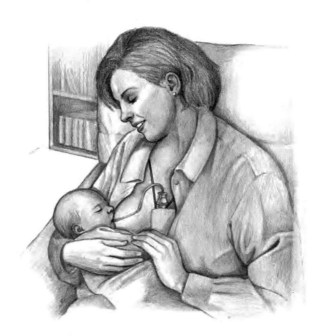

辅助哺乳装置——乳汁通过粘在乳头上的细管流出。

　　回家之后，你关注的重点自然就从如何挤出乳汁给宝宝吃，转到如何哺乳。此时，医护人员也要确保宝宝在回家前摄入了足够的热量与营养。为了保证宝宝骨骼里沉积了足够的钙，他能正常生长发育，变得足够强壮，新生儿专家会在宝宝的食谱里添加一些特殊的营养补充剂（通常是一些可购买到的母乳强化剂）来加强他的营养。这些营养剂由牛乳或人乳制成，用于增加妈妈乳汁中的蛋白质、矿物质和热量。如果宝宝需要的母乳超过了妈妈能够提供的量，许多新生儿学家会建议使用经过巴氏消毒的捐赠母乳来喂养宝宝，而不是婴儿配方奶。吃捐赠母乳可以降低宝宝患坏死性小肠结肠炎的风险，这是一种非常严重的肠道并发症，在配方奶喂养的婴儿中更常见。医院可能会要求你签署一份使用捐赠母乳的知情同意书，请放心，使用来自母乳库的母乳是非常安全的。捐赠母亲要接受冗长的问卷调查和大量血液检查。捐赠母乳先要进行细菌培养，然后进行巴氏消毒。如有任何顾虑，请向相关医护人员咨询。

在特殊情况下，医生会建议你用早产儿专用配方奶进行喂养，有时也可以使用配方奶和母乳进行混合喂养。即使你的宝宝因为出现了并发症而完全不能进食，你也要坚持将乳汁挤出冷冻，以便日后使用，同时这也能使你的泌乳量保持稳定。如果可能的话，你一定要在与医生的沟通中强调你要进行母乳喂养的想法。

宝宝从医院回到家里，一直到能纯母乳喂养之前（宝宝发育良好，不必再添加配方奶），你都要坚持使用吸奶器。这样一来，你既可以保持充足的泌乳量，又可以将多余的母乳储存起来以便日后喂给宝宝吃，特别是在宝宝猛长期，需求不断增长的时候。只要宝宝表现出吃奶的兴趣，你就要试着哺乳，在最初的几个星期里，你可能要隔一小时甚至半小时就哺乳。如果你的早产儿宝宝是纯母乳喂养的，儿科医生会建议宝宝服用复合维生素及铁补充剂。回家之后要让儿科医生或母乳喂养专家再观察一下你的哺乳方法是否正确。

对新手妈妈来说，照顾早产儿或患有疾病的新生儿，并尝试哺乳，是一件很费神的事情。你可以看看附近有没有熟知如何照料这类宝宝的支持服务机构，也可以向其他妈妈寻求帮助。当然，你也要让你的丈夫和其他家人理解母乳喂养对早产儿或患有疾病的新生儿来说有多大的好处。身边的人在情感上与实际行动上的支持，会帮助你在母乳喂养的路上越走越远。

双胞胎及多胞胎

如果你是双胞胎甚至多胞胎的妈妈，你会担心该如何哺乳。如果你有一对双胞胎，你可以用橄榄球式，一边抱一个宝宝同时哺乳（见第四章）；也可以用摇篮式把两个宝宝抱在自己胸前；还可以用橄榄球式抱一个宝宝，用摇篮式抱另一个。你可以多尝试几次，找到适合自己的姿势。

许多多胞胎都是早产儿，需要一些特殊护理，因此你在哺乳的同时，可能也要将多余的乳汁挤出。在宝宝完全适应母乳喂养、体重有了正常增加之前，使用电动吸奶器能帮助你的泌乳量达到最大。母乳喂养专家、本地的双胞胎妈妈俱乐部或者国际母乳会的志愿者，都可以就如何购买电动吸奶器给你提供一些建议和其他有用的信息。儿科医生会持续关注宝宝们的体重变化，以确保他们吃到了足够母乳，体重正常增长。

如果你生的是三胞胎，你也可以进行母乳喂养。如果儿科医生建议你采用奶瓶补充喂养宝宝，你也不要难过。你可能发现一次只给其中两个宝宝哺乳，而给第三个宝宝吃配方奶或提前挤出的母乳是最好的办法。在下一次哺乳的时候，你就让其他宝宝吃配方奶。三个（甚至更多）宝宝吃母乳的机会应该是均等的。你应该充分休息，保证膳食营养均衡，在做家务及照顾孩子方面不要太操心，这样才能保证分泌的母乳足够几个孩子吃。

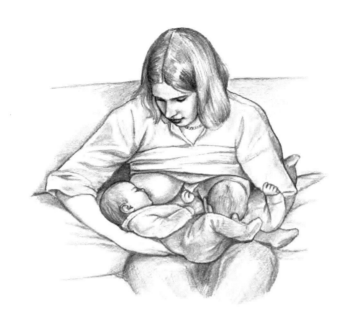

给双胞胎哺乳时，这个妈妈同时使用了摇篮式和橄榄球式。

考虑你自身的健康状况

有些新手妈妈关注更多的是自己的身体状况能否进行母乳喂养。一些传染性疾病可以通过母乳传染给宝宝，因此你一定要将病史如实告知医生。美国儿科学会和美国疾病预防控制中心建议，感染了HIV病毒的妈妈不要进行母乳喂养，因为病毒极有可能通过母乳传给宝宝。如果有条件的话，这些妈妈可以给宝宝吃经过巴氏消毒的捐赠母乳。捐赠母乳主要来自一些未患艾滋病或其他传染性疾病的妈妈，会按照捐赠母乳库的标准化流程进行加工与巴氏消毒。但是，捐赠母乳通常无法满足足月婴儿的全部营养需求。

　　如果你感染了乙肝病毒，你的宝宝应当在出生后及时接种乙肝疫苗和乙肝免疫球蛋白，这样可以非常有效地预防宝宝感染乙肝病毒。事实上，无论妈妈是否感染乙肝病毒，我们建议所有宝宝在出生后都要接种乙肝疫苗。但目前的研究显示，即使在妈妈的乳汁中检测到了乙肝病毒，吃母乳也不会增加宝宝感染乙肝病毒的风险。美国儿科学会指出，母体感染乙肝病毒并不影响母乳喂养，不需要将开始哺乳的时间推迟到宝宝体内出现乙肝抗体之后。

　　美国儿科学会和美国疾病预防控制中心都指出，母体感染丙肝病毒和母乳喂养也不冲突。如果你患有丙肝，在孕期或分娩过程中宝宝有可能感染丙肝病毒，但宝宝吃母乳患丙肝的风险并不比吃奶粉高。母乳喂养甚至可以通过乳汁将抗体输送到宝宝体内，起到预防宝宝感染丙肝病毒的作用。然而，如果感染丙肝病毒的母亲的乳头开裂或出血，最好暂停母乳喂养（并丢弃泵出的母乳），直到乳头愈合再开始哺乳。

　　其他类型的感染则需要产科医生、儿科医生或家庭医生就具体情况评估后做出决定。不过，只有极少数的感染或炎症会影响母乳喂养，即使乳房本身发生了感染也是如此。例如，乳腺炎——一种发生在乳房部位的炎症，可以采取使用抗生素、频繁哺乳、用吸奶器将乳汁挤出、摄入足够的液体或服用止痛药等手段来进行治疗。

　　如果你患有结核病，你在用药期间也许可以进行母乳喂养。如果分娩时你没有治疗结核病，那么你只有接受了相应的药物治疗之后，待肺结核处于非活动期时，才可以哺乳或者与新生儿直接接触。在大多数情况下，服用抗生素两个星期之后，如果医生确定你的病不再处于活动期，你就可以安全地哺乳。产后你应当立即开始使用吸奶器，并由你的伴侣、护士或其他护理人员将挤出的奶喂给孩子吃，直到你能够哺乳。如果你的结核菌素皮试结果呈阳性，但胸部X射线检查并没有问题，你必须向医生咨询你是否需要进行药物治疗，在这种情况下是否可以哺乳。

癌症

如果你曾经患过乳腺癌并接受过治疗，你也许会担心过去的治疗是否会影响你进行母乳喂养。你要知道乳腺癌病史并不意味着不能哺乳。如果你接受过乳房切除术，你可以使用健全的那一侧乳房来哺乳。如果你的一侧乳房曾做过肿块切除手术并接受过放射治疗，你仍然可以使用这侧乳房哺乳，只不过泌乳量会少一些。在做母乳喂养的决定时，你一定要与医生进行沟通。

乳房整形

对于做过隆胸手术的女性，她们哺乳的安全性过去有一些争议，但目前还没有证据证明隆胸手术中使用的硅胶会对宝宝产生危害。此外，新型的盐水袋也不会对宝宝产生影响。在大多数情况下，为了使胸部变大而进行的整形手术不会切除部分乳头，也不会切断乳腺管，因此不会对女性的哺乳能力产生严重影响。但是，也有一些女性因为乳腺组织发育不全接受隆胸手术。乳腺组织的相对缺乏很可能干扰正常的乳汁分泌。如果你的乳房之前做过任何一种乳房整形手术，你需要密切关注宝宝的状态，保证他吃饱。

缩胸手术（即缩减乳房大小的手术）影响母乳喂养的可能性更大，特别是手术过程中的乳头复位，可能完全切断乳腺管或神经。

不过，许多接受过这种乳房整形手术的女性还是可以哺乳。随着外科手术的发展进步，以及外科医生对女性母乳喂养愿望的关注，这些女性成功进行母乳喂养的可能性越来越大。然而，任何做过缩胸手术的女性在生产后的几天和几星期内，都应该确保宝宝的体重增长和喂养有医护人员密切关注。

那是什么？

乳房肿块

一些妈妈会出现乳腺管堵塞的情况，乳房被碰触的时候很疼痛或分外敏感，不过这种情况很容易处理（见第八章）。你也许能摸到乳房中有一些肿块，如果这些肿块在轻柔地按摩、频繁地哺乳以及乳房中的乳汁排空之后，也不消失的话，那你就要小心了。这些肿块可能是乳腺癌的早期症状，不过，乳腺癌在年轻女性中并不是很常见，医生需要对具体情况进行评估。在哺乳期，即使你做乳房 X 射线检查也很难被确诊，医生可能建议你做超声波或其他诊断性图像检查。

用 X 射线或其他诊断方法（包括超声检查以及活体组织检查）检查乳腺不会影响母乳喂养，不过有时你需要暂时中断哺乳。如果你切除了乳房内的肿块或囊肿，一般来说随后进行母乳喂养都是安全的。不过，你要密切关注宝宝的体重变化，因为外科手术可能损伤分泌乳汁的乳腺管及神经组织。

如果你接受过乳房外科手术，即使只是活体组织检查，你也一定要告诉医生。务必在开始母乳喂养时，让儿科医生或家庭医生密切关注你的宝宝，以保证宝宝吃到足够的母乳。

常见病

即使是最健康的妈妈也会生病，如果你因为患了严重的疾病或服用某些药物而暂时不能哺乳，要试着用手或手动吸奶器（见第九章）和电动吸奶器（见第十章）挤出乳汁以保持泌乳量。显然这个方法和哺乳有很大的不同，如果你的宝宝正在吃先前挤出的母乳、捐赠母乳或配方奶，这些挤出的母乳可能会被扔掉，那挤奶好像就没什么意义了。然而，在大多数情况下，挤出的母乳可以安全地喂给婴儿。每当医生开出药物，但告诫你在哺乳期不要服药时，你一定要询问是否有更安全的、与母乳喂养更兼容的替代药物。如果你必须暂时中断母乳喂养，请记住，你不会一直生病，母乳喂养可能会持续几个月或几年。用吸奶器挤奶来保持泌乳量可以保证在你恢复健康之后的很长一段时间里，你可以与宝宝继续保持母乳喂养关系。在极少数情况下，妈妈因为严重的疾病不能使用吸奶器时，医护人员可以帮忙挤出乳汁以减轻妈妈的不适感，同时减少妈妈发生乳腺感染的可能性，并保证一直有乳汁分泌。幸运的是，严重的疾病的发生率是很低的，而一些比较常见的单纯感染则很少会影响你的哺乳能力。

药物治疗：哺乳期能吃什么药，不能吃什么药？

在分娩之后，许多女性精神上都暂时放松下来，好像再也不用考虑吃止痛药或感冒药会不会对胚胎发育造成不好的影响。然而，如果你在哺乳期要服用某种药物，无论是处方药还是非处方药，仍然需要得到产科医生和儿科医生的许可。一些药物在哺乳期都是安全的，但也有一些药物会对宝宝产生严重的不良影响，而它们与你在孕期小心避免服用的药物很可能不属于同一类。你可以向医生了解相关信息，他们会告诉你在哺乳期服用哪些药物是安全的。

目前，各种药物引起的长期副作用还没有被完全弄清楚。因此，在哺乳期你只有在必要的情况下才服用药物，并且要选择最安全的药物，尽可能服用较小的剂量。如果可能的话，请选择短效药物而不是长效药物。短效药物最好在刚刚结束一次哺乳后立刻服用，缓释药物应该在夜间最后一次哺乳之后或在宝宝最长的睡眠时段之前服用。服用药物之后，你要密切关注宝宝的所有反应，包括食欲不振、腹泻、嗜睡、哭闹、呕吐或皮疹，等等。如果宝宝出现上述症状中的任何一种，请立刻打电话联系儿科医生。在极少数情况下，医生会给你开具处方，要你在短期内服用可能有一定副作用的药物。你可以提前将母乳挤出来并储存起来，在服用药物期间给宝宝吃，同时将在这一期间挤出的母乳丢弃，直到你体内的药物经过代谢完全消失。而将药物从体内消除需要的时间，取决于具体的药物种类，关于这一点医生会给你相关的建议。

避孕药物

频繁地进行纯母乳喂养并保证夜间至少有一次哺乳，能显著减小你产后 6 个月内再次怀孕的概率。不过，在产后 4~6 个星期，尤其是在混合喂养的情况下，如果你的泌乳量已经趋于稳定，你就应该考虑开始使用一些避孕药品和用具了。你应该就实际情况与儿科医生和妇科医生进行讨论。尽管哺乳妈妈服用激素类避孕药对宝宝没有什么副作用，但有研究显示，服用含大剂量雌激素的避孕药可能使泌乳量减少。单一孕激素避孕药片对母乳喂养的影响可能最小，但它对妈妈自身来说有很多副作用。服用避孕药物产生的副作用因人而异，因此在服药之前你可以咨询医生有没有其他副作用。你也可以考虑使用宫内节育器、避孕套、避孕膜、子宫帽或杀精剂来避孕，这类避孕用具对泌乳量的影响更小。长效避孕药可以在母乳喂养稳定后使用，但你要监测乳汁分泌。

家庭护理

顺势疗法与草药疗法

许多美国人认为主流的治疗方法有许多副作用，因此他们习惯用顺势疗法来治疗一些常见病。然而，一种"自然的"疗法并不意味着它对于妈妈和婴儿就是绝对安全的。目前关于这种疗法在哺乳期可能产生的副作用的研究还比较少。美国食品药品监督管理局（Food and Drug Administration，简称FDA）并没有把顺势疗法药物、草药及纯天然药物列入管理范围，这也就意味着政府并没有对这些药物的纯度和可能含有的有毒物质进行监管。大剂量服用这些药物的时候，它们所含的某些物质就可能产生一定的副作用，比如血压升高、母乳减少等。因此，你最好谨慎服用顺势疗法药物。如果家庭医生、产科医生或儿科医生没有明确规定药物的服用剂量，你在服用草药及顺势疗法药物时一定要适量（一些大批量商业化生产的草药茶除外）。过度服用某些草药，如薄荷、牛至和鼠尾草等，可能会减少母乳分泌量。适量饮用市场上销售的"母亲奶茶"一般来说是安全的。如果可能的话，你最好按照药物说明书规定的最小剂量服用，并密切关注宝宝可能出现的所有不良反应。一定要让你的医生和宝宝的儿科医生知道你在吃什么药。

烟草

我们不建议哺乳的母亲使用烟草制品，包括电子烟。尼古丁——你在吸烟时吸入的物质，会通过母乳传给你的宝宝。如果妈妈吸烟的话，无论是否进行母乳喂养，宝宝的尿液中都会检测到尼古丁和它的副产品可替宁，所以危害宝宝的尼古丁一部分来自母乳，而另一部分来自他所处的环境。尼古丁可以导致宝宝焦躁、紧张不安、食欲不振、睡眠不佳。吸入二手烟的宝宝还可能吸入其他有毒物质，比如一氧化碳与氰化物。

如果你想戒烟，那么在使用尼古丁贴片或尼古丁口香糖之前，要先咨询医生。仍在吸烟的哺乳妈妈，是不应使用尼古丁贴片或尼古丁口香糖的。否则，宝宝体内的尼古丁含量过高，会伤害他的身体。如果你戒烟后，使用尼古丁贴片或尼古丁口香糖，你的宝宝就只受到尼古丁的危害而不会受到烟草其他副产品的危害，这也是可行的。

如果你觉得自己无法戒烟，一定要尽量少吸。记住，吸烟一定要在刚结束一次哺乳之后。

你还要考虑到二手烟可能给宝宝带来的危害。研究证实，宝宝以这种方式吸入烟雾，出现婴儿猝死综合征的风险会大大增加，发生各种呼吸系统疾病（比如咳嗽、哮喘以及耳部感染等）的概率也会变大。为了避免这些有害物质伤害你的宝宝，不要在抱着宝宝或哺乳时吸烟，也不要在家里或车里吸烟，要尽量在户外吸烟。吸烟后，你的头发和衣服里残留的烟味会被宝宝闻到并吸入。

重新开始：再度泌乳，重拾母乳喂养

因为各种各样的原因，妈妈可能暂停母乳喂养。有一些妈妈可能是刚开始反对母乳喂养；有一些妈妈是在母乳喂养过程中遇到了一些问题，从而导致计划外早期断奶；有一些妈妈因为住院或其他原因与宝宝分开了，尽管一直坚持使用吸奶器，但还是会导致母乳减少；还有一些妈妈是因为母乳喂养规律被打乱或外界的压力影响排乳反射。无论什么原因，你都有极大的可能重拾母乳喂养。即使母乳不能作为宝宝主要的营养来源，你和他至少还可以保持母乳喂养的关系。如果在断奶之后你发现宝宝完全不吃奶粉，重新开始母乳喂养更能发挥重要作用。

如果妈妈分娩不久（特别是宝宝还未满 3 个月），或者母乳分泌少或停止哺乳时间很短，那么再度泌乳很容易。对于一些领养孩子的妈妈，也就是没有母乳喂养经历的妈妈以及一些断奶时间较长的妈妈，医生会给她们开一些类似于胃复安的药（见第 108 页文字框）帮助她们重新泌乳。此外，宝宝频繁吮吸和用电动吸奶器挤奶等形式刺激乳头，对于建立或重新建立母乳供应也起到重要作用。

如果你正尝试重新哺乳，就要在宝宝表现出吧嗒嘴、做出吮吸动作、好动、爱哭闹等一些饥饿信号的时候频繁哺乳。白天你要哺乳 8~10 次甚至更多，晚上也要哺乳 2 次或更多，每次哺乳要持续15~20 分钟。如果在建立母乳供应时，宝宝并不吃奶，你可以使用辅助哺乳装置，给宝宝喂配方奶、提前储存的母乳或捐赠母乳，进行正向强化。宝宝频繁吮吸或用其他形式刺激乳头（比如用吸奶器），对建立或重新建立母乳喂养至关重要。

不要期待努力之后马上就看到效果。宝宝在安心吃奶之前，可能有 1~2 星期的时间抗拒哺乳。为了提高重新哺乳的成功率，你要试着让你和宝宝在哺乳过程中放松下来并保持心情愉悦。在这期间你要摄入足够的液体，保证营养均衡。如果有擅长母乳喂养管理的医生或哺乳咨询师的帮助，这一过程会更顺利。除此之外，你也可以向有过相似经历的亲朋好友寻求帮助。

重新哺乳并不一定意味着要进行纯母乳喂养。你的泌乳量或许会比初次哺乳时少很多，所以你可以使用配方奶或母乳库的捐赠母乳作为补充。如果宝宝满 6 个月了，你还可以给他添加一些辅食。同时，你要注意他的体重增加情况以及其他指标，确保他已经得到了足够的营养和热量。你要让儿科医生或家庭医生了解你进行母乳喂养的相关情况，并按要求定期给宝宝做健康检查。

获取帮助及信息

在进行母乳喂养时，无论你是担心宝宝早产和乳房手术的影响，还是担心自己所患的疾病会不会通过母乳传给宝宝，你都一定要让医生完全了解你的病史并和他们沟通，并且一定要强调如果条件允许你想进行母乳喂养的决定。有些医学专家或许并不完全了解母乳喂养对早产儿或患有疾病的新生儿的种种益处，这时你应该向他们提供足够的信息来支持你的想法。你在美国儿科学会网站的父母专区或国际母乳会能找到相关的信息。如果现在或者将来你很有可能不能亲自哺乳，你可以让儿科医生推荐一个可行的替代方法，比如将母乳提前挤出，用管子或奶瓶喂给宝宝吃；采取母乳和配方奶相结合的混合喂养方式；给宝宝喂从母乳库得到的捐赠母乳，等等。生孩子住院时，你所在的医院会在你需要的时候提供医疗级电动吸奶器，在回家之后你可以自己购买一个，医院的母乳喂养专家可以帮你挑选。

付出总会有回报

有些妈妈不能像其他人一样，自然地、顺利地进行哺乳。有时候，事情会发生无法预知的转折，宝宝早产、妈妈生病或宝宝生病等意外会暂时打乱哺乳计划。不过，好在多数困难都是暂时的。正如你在产前所了解到的信息一样，遇到困难时只要再坚持一下，你就会发现尽管最开始的情况令人沮丧，你还是有把握成功进行母乳喂养。看到了可能性你就会增强自信心，最终你一定能提供给宝宝母乳中所有的营养和健康的益处。当你知道你为宝宝已竭尽所能时，你一定会自豪！

养母可以选择诱导泌乳

越来越多的养母选择通过诱导泌乳来亲自给她们领养的孩子哺乳。

目前，FDA 还没有批准任何可以诱导或增强泌乳反应的药物上市。不过科学研究已经证实，一些治疗其他疾病的处方药，比如胃复安等，可以刺激或增强一部分女性的乳汁分泌。使用这些药物需要医生处方，因为它们都有不同程度的副作用，医生在开处方前会询问你的病史。在某些情况下，可以使用口服避孕药来刺激乳汁分泌。妈妈会服用中药制成的胶囊或茶饮，以刺激或增加乳汁分泌。在采用这种方法之前，你一定要向医生或母乳喂养专家确认药物的用法和用量（注意：草药的内容物、纯度和可能的污染物并未在 FDA 的监管范围之内）。

在服用药物的同时，你也要每隔 2~3 小时使用一次吸奶器，有规律地刺激乳房和乳头。宝宝接到家之后，你可以鼓励他衔乳并吮吸，就此建立起你们之间的母乳喂养关系，这也可以进一步刺激乳汁分泌。因为无法预知母乳是否能满足宝宝的需求，许多养母也很乐意使用捐赠母乳或配方奶，借助辅助哺乳装置喂养宝宝。

如果你对此感兴趣，可以将你的想法告知医生，并且在将宝宝接到家之前就开始做准备。你可能需要几个星期的时间才能成功泌乳，一般来说在你开始使用吸奶器之后约 4 个星期。与此同时，你要注意缓解领养手续给你带来的压力，因为压力可能干扰乳汁分泌。

第六章

返回家中

·关键点·

– 当看到宝宝发出饥饿信号时，每天至少给宝宝哺乳 8~12 次。

– 妈妈应该尽量在宝宝休息的时候休息。

– 让宝宝睡在妈妈的房间里，但应在妈妈床边设置一个单独的睡眠处，以降低宝宝发生婴儿猝死综合征的风险。

– 确保你的伴侣和经常来探望你的人理解并支持你选择纯母乳喂养。

– 向宝宝的医生确认是否需补充维生素 D。

– 出院后 1~3 天找儿科医生复查，检查宝宝的体重是否正常。

在医院待了几天后你终于回到了家里，准备和新成员一起开始新生活了。曾经围绕在你身边的医生、护士和其他医务人员现在都不在你身边了。你要开始靠自己进行母乳喂养了。

良好的开端

无论家里是否还有其他孩子，回家对你、你的丈夫，还有你们的宝宝来说，都是一件非常重要的事。你们将一起继续经营家庭生活。你满怀希望，为了这一时刻所做的所有计划、所有期待，都有可能一一实现。如果这是你的第一个宝宝，你需要一些时间去学习如何将母乳喂养融入日常生活。在熟悉宝宝独特的吃奶习惯的同时，你也要根据他不断变化的吃奶规律与需求进行调整，同时也要尽量满足自己的一些需求，比如睡眠、适当的营养、家人的陪伴等。如果家中还有其他的孩子，你要在考虑上述问题的同时还要照顾他（们）。不管你家是什么样的情况，你都要留一些时间调整以适应新环境，恢复体力和精力，练习最近学到的哺乳方法与姿势，还要试着了解宝宝。这些事听起来可能让你感觉有些压力，但相信你会做得很好。对大多数妈妈来说，哺乳会带来许多快乐——知道这是给予宝宝生命之初的最好的礼物，感受到哺乳带来的与宝宝的亲密感，以最自然的方式体会到母爱，这一切都让你付出的所有努力变得非常值得。因此，你要好好珍惜这一段和宝宝在一起的宝贵时光。

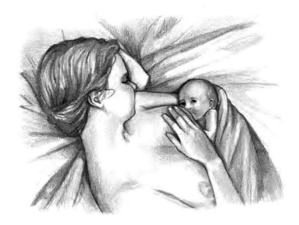

你和你的丈夫可以让母乳喂养的这段时间成为你们一家互相鼓励、互相支持的一段美好时光。

特定时间的特定地点：养成哺乳习惯

观察一个刚出生的宝宝对这个世界的反应，是一件很有趣的事。当你发现宝宝用好奇的目光注视着周围的人和事，依偎在你怀里发出开心的声音，偶尔听到一阵响声就受到了惊吓，你会觉得自己也在经历这些。回家最初的几天或几个星期里，和宝宝待在一起时，你会在开心与不解、自信与迷惑、兴奋与恼怒的情绪中摇摆。这些都是可以预料的、非常自然的情况。如果在产后，你的情感反应比你预想的要更极端，或超出了可控范围，你需要联系医生咨询。总之，在你试着了解宝宝、练习哺乳的这段时间里，你的生活越简单、越规律，对你和你的家庭越有利。

"给宝宝哺乳？"

让他的哥哥姐姐来帮忙

许多妈妈在给新生儿哺乳时，都很想知道家里的其他孩子对这件事有什么想法。你也会想在早期频繁哺乳时，该如何让这些哥哥姐姐忙着做其他事而不来捣乱。对给小婴儿哺乳这样一个神奇又美好的行为，大孩子们有一些好奇心是很正常的。只要你能用简单的话语大致解释一下这个过程，对他们提出的问题给出准确的答案，满足他们想旁观哺乳的要求，给小婴儿哺乳的时间就可以成为"家庭时间"，对所有人都有着积极影响和教育意义。

如果大孩子在你哺乳的时候徘徊在你身边，甚至想爬上你大腿的时候，你也不必太惊讶。有空的话，你可以跟他们解释当时是如何给他们哺乳的（如果你曾经进行过母乳喂养）。你可以用另一只手给他们一个拥抱，或给他们讲故事，或在他们给你画像、涂鸦、在一旁玩玩具的时候，静静地看着他们，让他们以这种方式参与到母乳喂养当中来。你也可以给他们读有关母乳喂养的儿童读物。一些妈妈会在哺乳时和小婴儿的哥哥姐姐们一起听音乐或童话故事，这样感觉会很不错。通过这些方法，你就可以用母乳喂养拉近与所有孩子的距离，而不是只与一个小婴儿保持特别亲密的关系。大孩子们对于这样一种全新的体验也会感到很新奇，会帮你叠衣服，给你递一杯水，在你准备哺乳的时候帮你抱着小婴儿，或者是照顾其他孩子。

如果你家里的幼儿或学龄前的小孩问你他可不可以也在你怀里吃奶，这就是你的选择了。在大多数情况下，不再吃奶的小孩在尝试吃奶时会觉得很奇怪，就不会再去试第二遍了。他应该不会记得怎么吃奶了，所以在很快地尝试之后，他就会马上满足地跑开了。

如果你有一个正在吃奶的大孩子，在小婴儿降生以后，他并不想停止吃奶，或者你感觉目前还不是合适的断奶时间的话，你可以选择手足哺乳——同时给小婴儿和大孩子哺乳。如果你做出了这样一个决定，一定要及时把这个决定告知儿科医生，以便他密切关注小婴儿的生长情况。要知道，大孩子可以通过其他途径进食固体和液体食物，但小婴儿的营养来源还是要完全依靠母乳。因此，你应该先给小婴儿哺乳，在他吃饱以后再给大孩子哺乳。同时，你还要更密切地关注你自己摄入的营养与热量。你要摄入足够的热量以支持身体生成额外的乳汁，还要有足够的休息时间来满足身体额外的需要。儿科医生会提前考虑到这些问题，并帮助你处理。在妈妈进行手足哺乳时，相关针对母乳的成分分析显示，即使刚分娩的妈妈仍然在给大孩子哺乳，她还是会产生初乳和其他正常的母乳来迎合新生儿的需求。这既有益于新生儿，也不会对大孩子产生副作用。

母乳喂养的众多优势中，适应性强是其中之一，你可以随时随地给宝宝哺乳——不需要任何设备也不需要等待。刚开始在家中选择一两个合适的哺乳地点，你会更好地适应哺乳生活。白天，你可以坐在客厅的沙发或厨房的椅子上，这样可以在哺乳的同时兼顾家里的其他事情。一些新手妈妈更喜欢躺在床上哺乳，这样能有许多枕头支撑身体，而且宝宝的摇篮就在旁边，方便宝宝在结束吃奶的时候睡觉，也能让妈妈更舒服地打个盹。

在许多国家，断奶前妈妈会一直和宝宝睡在一起。不过，美国儿科学会对母婴同床可能带来的危险表示担忧。如果妈妈过于肥胖、正在服用镇静类药物（比如催眠类药物）、酗酒、抽烟，或者还有其他孩子在同一张床上睡觉，母婴同床会有比较大的危险。如果你决定让宝宝和你睡在同一张床上，千万不要让他趴着睡，要让他平躺。另外，不要让宝宝睡在过软的床上；不要使用过于蓬松的枕头或被子；不要让床靠着墙或其他家具，避免宝宝掉进缝隙中；不要让宝宝在水床上睡觉。你也可以在哺乳之后、睡觉之前把宝宝抱到摇篮里，让宝宝平躺睡觉。和宝宝一起在沙发或躺椅上睡着是尤其危险的。在宝宝出生后的第一年里，父母最好与宝宝在同一房间里睡觉，但美国儿科学会建议父母与新生儿分床睡，比如使用摇篮等。

一旦你挑选好了几个哺乳地点，就要在开始之前准备一些必需品放在手边，比如湿纸巾、尿布等，还可以在身旁放一瓶水或其他饮品——哺乳妈妈要喝足够多的水及其他不含咖啡因的饮料以免口渴。如果家里还有其他孩子，那么准备一些玩具、涂鸦书或故事书可以避免你在哺乳过程中被打扰。你也可以在手边准备好纸和笔，记录下宝宝的反应。研究证明，在哺乳时与宝宝进行一些眼神交流及其他的身体接触，有益于宝宝的脑部发育（对你同样有益）。你还可以在身旁放一本书、杂志、手机或者电视遥控器，这样宝宝在你怀里睡着的时候，你也不会无聊。当然，你并不需要把前面提到的每样东西都准备好，也不需要专门划出一个"哺乳区域"，但最好还是在母乳喂养开始的忙碌日子里提前想好会需要哪些东西，这样情况会更可控。

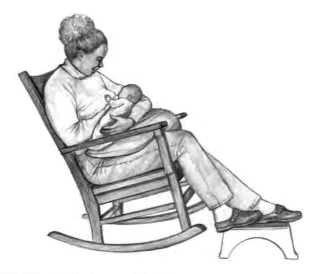

从医院刚到家的这一段时间会是一段充实并值得回忆的日子。

挤出一些独处的时间

一旦在家里开始母乳喂养，你会发现好像就没有停下来休息的时间，这一点会在最开始的一两个星期里表现得尤其明显。正常的母乳喂养模式会因宝宝的不同而不同（这些模式甚至每天都不同），尽管母乳喂养规律已经形成，宝宝也学会了有效吮吸，但许多宝宝还是每隔 1~2 小时就吃一次奶。不是每一次哺乳过程都持续很长时间（你的宝宝或许很享受频繁地吃"零食"，每次只吃一点儿），健康的新生儿每天要吃奶 8~12 次，也就是说，平均 2~3 小时就要吃一次。大多数情况下，宝宝白天的吃奶间隔会小于 2 小时，这样你和

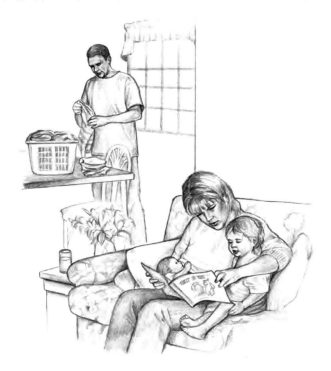

母乳喂养的过程是一个让全家人感情升温的绝佳机会。

宝宝夜间的睡眠时间可以稍长点儿。这就很容易理解为什么很多妈妈直到产后两三个星期才给大家报喜或接待访客。随着你把注意力集中在和宝宝的关系上，你要确保已经形成母乳喂养规律，你和宝宝之间的母乳喂养关系也比较牢固、稳定，宝宝可以获得他所需要的营养，你们之间沟通良好。

在家哺乳，但你并不孤单

寻求帮助

每个人都特别喜欢刚出生的小宝宝，你一回到家，就会被周围人不断涌来的祝福所包围。当然，亲朋好友对你的关心祝福本是好意，但有时会妨碍你建立正常的母乳喂养关系，比如家人会提出用奶瓶给宝宝喂配方奶，以便你可以"好好休息一下"。你会想让自己和宝宝逃开这个庆祝的氛围，使亲朋好友的热情转移到其他地方去。你可以让那些想给宝宝用奶瓶喂奶的家人做一些别的事，比如做饭、照看其他孩子、洗衣服或在你和宝宝打个盹的时候招待客人。如果你的母亲或婆婆想抱一抱她的外孙子或孙子，你可以在洗澡或换衣服的时候让她们照看一下孩子。如果你觉得你对母乳喂养或照顾孩子的其他方法仍然有一些疑问，那么这时你应该很需要有丰富母乳喂养经验的朋友来看望你。不过，如果你发现客人的母乳喂养知识或经验有限，或者她不是很赞成你在母乳喂养方面的一些想法，那么你最好还是寻求专业支持团队（儿科医生、家庭医生、国际母乳会的志愿者或母乳喂养专家等）的帮助。

如果你想和刚出生的宝宝享受一段不受打扰的"蜜月"时光，一般都不太容易实现。孩子的爸爸自然想和宝宝建立亲密的关系，也想和你待在一起；亲朋好友都想见一见这个新宝贝，同时给你们提出五花八门的建议；家里的其他孩子不仅想和新出生的弟弟或妹妹一起玩，还需要你在照顾小宝宝的时候，多给予他们一些关注。当然，有些要求可以在一定程度上满足。但是，就像你在医院时一样，你也要在最初的两三个星期里控制你和宝宝与其他人之间的交流互动，以便形成你们的日常生活规律。最开始你要把来访的客人数量限制到一两个，这一两个人还得是你认为可以帮忙处理家务的亲戚或朋友（这样你会有更多的机会抱抱宝宝），在一个月之后你再安排其他访客。你可以使用语音信箱来过滤掉一些电话，从而保证足够的睡眠，并为照顾宝宝保存体力。你要在宝宝睡着的同时顺便打个盹，不要在宝宝睡着时还想着可以做家务。如果你请了一位专业看护人，那就请她帮你处理一些家务和社交事务，从而你可以空出时间来照顾自己与宝宝，同时形成母乳喂养规律，也能够吃得饱睡得好，没有什么其他需要担心的问题。你也可以让你的丈夫或亲朋好友来帮忙照看家里的其他孩子。

适应：母乳喂养的最初几个星期

母乳喂养的最初几个星期对你和宝宝来说都是一个过渡的绝佳时机。在这段时间内，你会知道哺乳到底是一种怎样的感觉，怎样识别宝宝的饥饿信号，怎样发现发生了排乳反射（见第二章）。你会知道宝宝是喜欢更频繁哺乳还是少次多量哺乳，哺乳会让他安然入睡还是更活泼好动，宝宝在吃奶时是喜欢偶尔停下来看你一眼还是全情投入直到吃饱为止。当然，就像你不会一直用同一种心情哺乳一样，宝宝也不会一直用同一种方式吃奶。但你要学着发现和回应宝宝的需求。当你哺乳越来越熟练的时候，你们就会相处得更融洽，也会更有效地回应彼此发出的信号，并形成独特的喂养规律。

如果顺利的话，在你们回到家的时候，宝宝就已经学会如何正确衔乳了（如果他还没有学会，你要利用第四章中提到的方法来抓紧解决这个问题，你也可以向儿科医生或母乳喂养专家寻求帮助）。你的小宝宝在这个时候可能更喜欢你的某一侧乳房，在你的这一侧乳房吃奶会花更长的时间，这时候你应该让宝宝能吃多久就吃多久。一旦你开始分泌成熟乳，乳汁的组成成分在每一次哺乳时就会发生变化，开始是含水较多的前奶，接着变为更浓稠、富含脂肪的充沛的后奶。后奶像好吃的甜品一样，宝宝吃了会很开心，之后会感到困倦。宝宝想吃多久就让他吃多久（只要他衔乳正确），这样就能保证宝宝得到母乳的所有营养。

不过，即使宝宝对某一侧的乳房表现出了明显的偏爱，你也要轮流用不同侧的乳房哺乳。这样可以使两侧乳房受到同样刺激并产生足够的乳汁，也可以尽可能地排空乳房。刚开始的时候，为了记住这次是用哪侧乳房哺乳，你可以在哺乳后在哺乳文胸对应的一侧别一个安全别针。一段时间之后，你会对哪侧乳房涨有明显的感觉，下次就可以用这一侧了。

宝宝吃得好不好？

你在给宝宝哺乳时，要寻找表示母乳喂养正常进行的一些信号。

除了宝宝保持一个正确的衔乳姿势，他的嘴巴含住乳头及大部分乳晕以外，你还应该听到他的吞咽声。在最初几天里，因为他所吃下的初乳的量还比较少，可能吞咽没那么频繁。不过在宝宝出生后的2~5天，你的乳房会感觉更涨，且泌乳量大大增加，一旦发生排乳反射，宝宝每吮吸一两口就要吞咽一次。他在吃奶时，你会看到一些乳汁从他的嘴角溢出来，也许还会看到另一侧乳房有乳汁流出。这些都是好现象，说明排乳反射在正常工作，你的乳汁可以满足宝宝的需要。在每一次哺乳之后，宝宝应该看起来心满意足。如果他吃完之后还显得很烦躁，那可能是想找到你的乳房接着吃奶，或者要你给他拍嗝或换尿布，或者只是单纯要你抱一抱。

在母乳喂养的早期，一旦宝宝发出饥饿信号，你就一定要尽量满足他的需要，而不是死板地按照制订好的时间表推迟哺乳时间。不要等到他开始哭才哺乳，一旦你发现他开始活跃，就要开始哺乳。高频率的哺乳会刺激你产生更多的乳汁，你们两个就可以更容易、更快地达到一个母乳供需平衡状态。如果宝宝睡觉的时间很长，或者单纯不想吃奶，你要学会鼓励他频繁吃奶。宝宝睡够4小时后要把他叫醒，并且无论他有没有表现出饥饿的信号，你都要每隔几小时就哺乳，每次至少持续10分钟（最好更久一些），以保证他吃到了足够多的奶。在宝宝未满月时尽量不使用安抚奶嘴，这样可以让宝宝学会吮吸。

检查尿布

还有一个绝佳的证据可以验证母乳喂养是否成功，它就是尿布。母乳越来越充足之后，宝宝每天需要更换尿布的次数会越来越多。

在出生后的 5~7 天里，宝宝平均每天要换 6~8 次尿布。对吸水性比较好的纸尿裤来说，你必须要很仔细地分辨它是不是已经湿了。一些一次性纸尿裤品牌增加了指示条来显示纸尿裤是否湿了。比较一下未使用的纸尿裤与换下的纸尿裤的重量，也可以帮助你知道宝宝是否尿了。在泌乳量逐渐增加的这段时间里（一般从产后 2~5 天开始），你会注意到宝宝的尿是无色或淡黄色的，而不是深黄色甚至略带一些红色或粉红色的（后面的这种情况表明宝宝的尿液浓度很高，通常会在出生后的最初几天出现。但如果这种情况一直持续下去，可能意味着宝宝没有吃饱）。随着你的乳汁越来越多，宝宝每天会排便 3~4 次。他的大便应该呈松软的黄色膏状，而不再是刚出生时的黑色柏油状。正常情况下，他的大便很稀，可以被尿布吸收，所以会在尿布上留下黄色印记。一些宝宝在每次吃奶后都会排出黄色大便，这在母乳喂养早期是非常正常的。大约一个月以后，他排便的次数开始减少。满月之后，宝宝有时会隔几天甚至超过一星期才排一次便。只要宝宝食欲正常，体重增长正常，肚子柔软，排出大量软软的大便，这样就是正常的。如果你对宝宝的大小便有什么担心，就要立即咨询儿科医生。

体重增加

上面说到，如果宝宝吃得很少，那么你从尿布上就可以看出这种情况是否正常。但在进行判断时，宝宝的体重增加量仍然是这方面最可靠的一个指标。吃饱了的宝宝体重会增加，而没有吃饱的宝宝体重不会增加，有的甚至还会减轻。在婴儿出生后的 2~5 天，健康婴儿的体重平均减轻 5%~6%，较大的婴儿往往比较小的婴儿减轻更多的体重。妈妈在分娩时接受大量静脉输液的婴儿，体重有时会减轻超过 7%。但这种体重减轻的情况应该在妈妈的泌乳量增加后就停止了。随后，宝宝的体重应该立即增加，并且在出生后的 10~14 天时就超过出生时的体重。他出生后，应该以平均每天 15~30 克的速度，或以每两星期 200~400 克的速度在快速生长。大多数医院在新生儿住院期间每天都会给其称重，儿科医生会在你返回家里几天之后的随访时给宝宝称重。

你的乳房

想知道你和宝宝之间的喂养关系进展如何，你的乳房可以提供大量的信息。正如我们在第二章中所说，你的乳房会在分娩后的 2~5 天开始增大，也会比之前变得更饱满，此时你的乳汁在成分上也开始发生变化，泌乳量也越来越大。在产后的这段时间内，你的乳房会变得充盈、坚挺，可能导致宝宝很难正确衔乳。这时候，你可以花几分钟用手或吸奶器挤出一些乳汁使乳房变得柔软（见第九章）。如果你不太会操作或宝宝依然无法正确衔乳，就要立即向儿科医生、母乳喂养专家或有经验的朋友寻求帮助。长期以来未得到缓解的充血现象会使乳汁供应减少，这是导致乳房感染的一个风险因素。在这个阶段，你的泌乳量达到一个稳定的状态后，按照宝宝需要的频率哺乳很重要。

一旦宝宝可以顺利衔乳并开始吃奶，你就会感觉到排乳反射——一种略带刺痛的酥麻感。这是一种正常的生理反应，是在宝宝对你的乳头刺激时你的身体所做出的反应，这会使你分泌更多的乳汁，从而有充足的乳汁给他吃。在产后约 2 个星期内，妈妈就应该出现排乳反射了。在宝宝出生后的早些时候，他吃奶刺激你分泌后叶催产素，这时你有可能出现小腹疼痛。事实上，比起乳房带来的挤压感，一些妈妈会在产后的早些时候先注意到子宫收缩。这种收缩是一个良好的信号，但它会引起暂时的不适。子宫肌层的收缩会促使子宫恢复到怀孕前的大小，同时避免子宫大出血。

在宝宝吮吸完一侧乳房之后，你如果感觉到乳房再次变得松软，那么你就知道宝宝已经吃得足够饱了。在产后两到三个星期，两次哺乳的中间你将不会再感到乳房过分的紧绷，而只是在哺乳前感觉乳房充盈，哺乳后感觉乳房松软，这样的情况会在你几个月甚至几年的母乳喂养过程中持续。如果你两次哺乳的间隔比常规的时间更长，那乳房会变得过分充盈。随着你们之间喂养关系的慢慢发展，你会开始将哺乳作为缓解乳房充盈感的一种方法。与此同时，你也在喂养孩子，和孩子一起度过一段快乐的时光。

乳头触痛

许多妈妈在出现乳头触痛时会担心是不是哺乳方法错误。乳头极其疼痛说明可能是宝宝的衔乳姿势错误，或你有一些其他需要解决的问题（比如感染，请见第八章）。但在哺乳最开始的几天里，乳头敏感或触痛还是很常见的，特别是生活在气候较干燥地区的妈妈，一些哺乳方法正确的妈妈出现这种情况也是正常的。通常在宝宝的几次吮吸后乳头触痛的情况就会慢慢减轻，并会在一个星期之内完全消失。如果你发现乳头出现皲裂、破损或出血，可以在乳头上涂抹一些乳汁，也可以在哺乳之后在乳头上涂抹高纯度的医用羊脂膏（在药店就可以买到）。想缓解这一情况，你要让乳头自然晾干，经常让乳头暴露在空气中，而不是闷在衣服里，这样能保持乳头健康。你可以参考第八章的指导，并向儿科医生寻求帮助。想要预防或治疗乳头触痛，在哺乳时你要让宝宝尽可能张大嘴，尽可能多地含住乳晕，而不仅仅是含住乳头。哺乳时你也可以随时调整姿势。

什么时候需要打电话给专家？

哺乳过程中的危险信号及问题

　　母乳喂养是一个自然的过程，但偶尔也会出现一些问题。这些问题不知何时就会出现，随后情况很快恶化，妨碍你正常的乳汁分泌，也使宝宝无法得到他所需要的营养。因此，如果你在家哺乳时遇到了一些困难，或观察到了下面提及的一些现象，一定要马上求助。你要立刻联系儿科医生，抓紧时间寻求一对一的帮助，直到把问题解决为止。

· **宝宝吃奶的时间过短或过长。** 虽然我们一般不建议对母乳喂养进行计时，但如果在母乳喂养的前几个月，宝宝的吃奶时间一直很短，通常在10分钟以内，那他可能没有得到足够的母乳。同时这使得你排出的乳汁过少，不能正常刺激乳汁的持续分泌。相反，如果宝宝的吃奶时间长于50分钟，则可能是因为宝宝的吮吸无效或母乳分泌过少，总之宝宝还是没有得到足够的母乳。

· **宝宝在吃奶后还是表现得很饿。** 可能是他没有吃到足够的母乳。要向儿科医生求助并立刻给宝宝称重。同时，你要再次检查他的衔乳姿势以及吮吸姿势，使他吃到尽可能多的母乳。

· **新生儿总是错过吃奶时间或晚上一直在睡觉。** 刚出生的宝宝需要频繁吃奶。宝宝每几小时就需要吃一次奶，这样才可以得到生长所需的足够热量，体重才能增加。如果宝宝晚上睡觉的时间超过 4 小时，你要把他叫醒并鼓励他吃奶。随着宝宝的成长，他自然会在晚上睡更长的时间。

· **泌乳量增加之后，哺乳时没有听到宝宝频繁的吞咽声。** 在刚开始吃奶时，宝宝偶尔才会吞咽一次。吃了一段时间之后，吞咽会变得越来越频繁，而在吃奶接近尾声时吞咽频率又会下降。有吞咽声表示宝宝确实在咽下母乳。如果宝宝吞咽的声音很少则提示你要马上去咨询儿科医生（但是，在妈妈初乳量很少的时候，你也听不到他的吞咽声）。

· **宝宝出生两个星期后，体重仍低于出生时的体重；或你的泌乳量增加后，宝宝的体重增长并没有达到每星期 100~200 克。** 体重增加不足是宝宝没有吃到足够母乳的一个最明显的信号。

· **宝宝出生一个星期后，每天小便的次数少于 6 次，大便的次数少于 4 次，并且尿呈深黄色并略带一些红色，或者大便仍然是深色的，而不是黄色、松软的。** 如果你和医生担心宝宝没有吃到足够母乳，你可以用笔记录下宝宝换尿布的次数和排便次数，保证他正常成长。大多数的医院和母乳喂养专家都可以提供给你一种特殊的日记本来记录宝宝每天的喂养情况和排便情况。你也可以在手机上下载一个应用程序来记录。

· **产后 5 天，你的泌乳量并没有增加，你也没有感觉到乳房充盈。** 如果你有这样的情况，要立刻让儿科医生给宝宝称重，来判断他是否得到了足够的母乳。或许你也需要检查乳房。

· **你涨奶严重**。坚挺、涨大的乳房会妨碍宝宝正确衔乳，同时也会让你对哺乳失去信心。你可以用手或电动吸奶器挤出一部分乳汁，使乳房松软。一些母亲发现，温水淋浴可以帮助涨奶的乳房排奶。冷敷也可以减轻肿胀感。比较严重且不易缓解的涨奶会影响乳汁分泌。

· **在哺乳结束后，乳房的充盈感并没有减轻**。你的宝宝或许没有喝到足够的母乳，没有正确衔奶，或没有进行有效吮吸。

· **严重的乳头疼痛干扰了哺乳**。你的宝宝的衔乳姿势不正确。如果你有严重的乳头触痛或乳头皲裂，在哺乳过程中感到剧烈疼痛而不能坚持下去，一定要咨询医生或母乳喂养专家。他会检查你的乳头或乳房其他部位是否有感染，如乳腺炎（见第八章），并帮助你解决宝宝的衔乳问题。你可以使用不适感稍轻的那一侧乳房继续哺乳，也可以用电动吸奶器挤出乳汁，直到你康复为止。母乳喂养专家及国际母乳会的志愿者可以在这些事情上帮助你。

· **产后一两个星期，你没有感觉到排乳反射**。这也许并不是什么很严重的问题，然而它也说明你可能母乳不足。你要先让儿科医生评估一下宝宝的健康状况，然后再检查一下你的哺乳方法，你也可以向母乳喂养专家或咨询师寻求帮助。

第一次体检

上面提到的这些方法都可以帮助你了解宝宝的健康状况和哺乳

进程，但最有效、最直观的方法仍然是在你出院两三天后儿科医生对宝宝进行的全身检查。医生会给宝宝称重，评估你的乳房状况，观察母乳喂养情况，解答你的疑问。这样一来，大多数可能影响母乳喂养的问题，基本都会在引起永久性伤害之前得到充分预防或纠正。

在早些时候去看儿科医生时，你要向医生确认宝宝是否要服用维生素 D 补充剂。维生素 D 是一种典型的晒太阳就可以获得的维生素。但有人担心晒太阳会增加宝宝患皮肤癌的风险，因此美国儿科学会建议纯母乳喂养的宝宝在出院前就开始服用 400 国际单位维生素 D 补充剂，而不要晒太阳。另外，研究表明，想要进行母乳喂养的妈妈可以每天补充 6400 国际单位维生素 D，这对妈妈和宝宝都是安全的，但要先向医生咨询。有些宝宝在直接服用维生素补充剂时难以接受它的味道，还有一些妈妈不给母乳喂养的宝宝吃任何补充剂。除此之外，所有每天摄入维生素 D 强化配方奶少于 950 毫升的宝宝（1 岁以下）或是摄入维生素 D 强化牛奶低于 950 毫升的宝宝（1 岁以上），都应该每天服用维生素 D 补充剂。你可以就宝宝各方面的营养问题向儿科医生咨询。

找到你的节奏：享受作为哺乳妈妈的生活

和其他事情一样，在熟悉母乳喂养的过程中，你所花费的时间与得到的经验是无可替代的。在刚回到家的这几个星期里，专注照顾宝宝，将增加你母乳喂养的信心，还可以让宝宝掌握更多的适应身边新环境的技能。到了第二个月或第三个月，你会逐渐了解宝宝的吃奶"性格"，他可能是个很急切、一直张嘴要奶吃的孩子，也可能是个爱睡觉、爱做梦、偶尔要叫醒吃奶的孩子。这个时候你已经可以识别宝宝一些典型的饥饿的早期信号（比如吧嗒嘴，转头寻找、挥舞或吸吮手指和拳头，好动并渴望地向四周看），并在他开始因为饥饿而哭闹之前就把乳房递给他。他吃奶的次数可能减少，但也许时长会增加，他可以更随意、更持久地获得他需要的所有营养。吃奶次数在宝宝身上是一个神奇的数字，对吃奶的宝宝来说并没有一个标准的、正确的数字，你会快速习惯那个适合你的宝宝的数字。在宝宝刚出生的几个月里，他会经历猛长期，活动量也在不断地变化，因此他对食物的需求会有很大的波动。猛长期一般都会出现在宝宝出生后 3 个星期、6 个星期、3 个月和 6 个月的时候，宝宝的情况会有一些差异。在这段时期内宝宝需要连续不断地吃奶，这一情况一般只持续 2~3 天。随后，他就会回到他原来的吃奶规律中去，你也就可以回归正轨。这个时候如果你给宝宝额外加了配方奶，而不是增加哺乳次数，你是不会产生更多的乳汁来迎合宝宝日益增长的需求的，而且这实际上可能会使乳汁供应不足的情况恶化。在母乳喂养早期你要善于观察宝宝的常规行为，同时积累经验（见第九章的内容和儿科医生的建议），这样你就可以知道发生的什么变化是宝宝生长发育过程中的正常现象，而发生的什么变化则需要治疗或采取其他措施。

重新回到外面的世界

你和宝宝之间已经形成了一个让彼此感觉舒适的母乳喂养规律了，你或许想要重新回到外面的世界了。这不仅可以让宝宝认识你那些比较亲密的亲戚和朋友，也可以让你重新开始正常的社交。只要你能保证有充足的睡眠和足够的营养以维持你的泌乳量，保证自身的热量供应，这一转变应该不是一件困难的事情。

一旦你熟悉了几种哺乳姿势和不同的哺乳服装，你就能相对快地在哺乳的同时重拾宝宝出生之前的生活。你会发现母乳喂养的许多好处：不用准备奶瓶，不用寻找安抚奶嘴，稍微收拾一下就可以去想去的地方。你也不需要每星期都去采购配方奶，因此生活成本也会下降很多。带着母乳喂养的孩子出门旅行也很方便。现在，在公共场所哺乳变得越来越常见，公众也越来越接受，这主要归功于美国政府和各州的立法，这些法律保护了妈妈们母乳喂养的权利。

然而，对于全新的生活方式，你偶尔还是会遭遇一些挑战。一些"热心"人也许会劝诫你不要在公共场所哺乳，并问你什么时候准备给孩子断奶（即使宝宝只有几个月大），或者给宝宝添加配方奶（即使在宝宝出生几个月之后，你和宝宝的母乳供需关系也会受一些因素的干扰，比如宝宝处于猛长期，某个时期你压力比较大，生活中有一些其他的变故等）。你可能也会发现，有其他人在场时你哺乳会感觉不自在，尤其是在你和宝宝都在练习新的哺乳技巧的前几个星期，这时你可以礼貌告辞，再找其他地方哺乳；如果宝宝满月了，你也可以提前把母乳挤出，用奶瓶喂给宝宝（关于挤奶和储存母乳的小贴士，请见第九章）。

这时，你也会考虑继续哺乳的同时该如何重返职场（提前阅读第十章可以帮助你更好地迎接挑战）。你也许会和宝宝分开很长一段时间，这样就需要你提前挤出乳汁装在奶瓶里，然后在你外出工作的时候让看护人喂给宝宝。提前做好计划，为母乳喂养打好坚实的基础，这样一来无论情况如何变化，你都能快速地适应。一旦你承诺要给宝宝一切最好的东西，那么在这段漫长的母乳喂养的路上就没什么能阻挡你前进的步伐。

如何避孕？

一旦你适应了哺乳妈妈的生活，你会开始想重新恢复你和丈夫的夫妻生活。全天候纯母乳喂养另一个颇受欢迎的好处就是它可以显著减小女性产后 6 个月内再次怀孕的概率，原因是纯母乳喂养可以延迟排卵的恢复时间。如果你的宝宝不到 6 个月，而你也没有来月经，在白天和夜晚都进行纯母乳喂养，即使在不采取避孕措施的情况下，你也很可能不会怀孕。

我是不是宠坏他了？

按需哺乳

你的亲朋好友会注意到，你对宝宝频繁的吃奶需求有求必应，因此也许会有很多人说你把宝宝"宠坏了"。许多妈妈都有这种困惑：如果按需哺乳，确实可以迎合宝宝的真实需求，但会不会让他长大以后变得骄纵呢？在宝宝表现出饥饿的时候就哺乳（即使是每一两小时就喂一次），你是在告诉他，他的需求会被满足，爸爸妈妈都在关注着他。对宝宝的需求做出回应并不会把宝宝宠坏，反而会增强他的自信心，让他变成一个值得信任的人。另外，母乳比配方奶更易消化，因此母乳喂养的宝宝比人工喂养的宝宝的喂养频率高是很正常的。

　　但是，在产后的 4~6 个星期，一旦你的乳汁分泌稳定下来，你就应该采取避孕措施。不过在这之前，你需要和儿科医生及妇科医生讨论一下具体情况。就像我们在第五章提到的，激素类避孕药一般对宝宝没有副作用。但这些药物，尤其是在最初几个星期，会降低你的泌乳量。而在服用激素类避孕药的同时你又有较大心理压力的话，比如刚刚返回工作岗位或哺乳次数减少，这一变化甚至会更明显。避孕药和大剂量的雌性激素更有可能减少泌乳量。宫内节育器、安全套、子宫帽或杀精剂等干扰母乳分泌的概率很小，因此它们都是可以考虑采取的避孕措施。

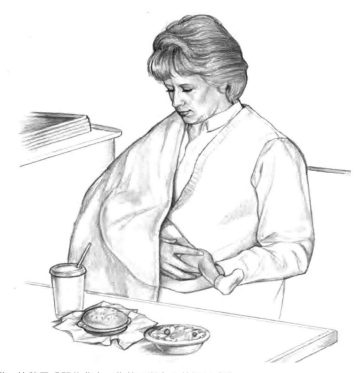

随身带一块毯子或婴儿背巾，你就可以在公共场所哺乳了。

健康的家庭：坚持母乳喂养

当你下定决心要给宝宝母乳喂养时，你就许下了生命中的一个重大的承诺，并会对你、你的宝宝和你的家庭产生非常重要的影响。产后最初的几个星期里宝宝要学会如何吃奶，你要知道如何回应他的要求。一旦你们互相开始了解彼此，哺乳就变得越来越简单。

家人的支持，尤其是丈夫的帮助，会对你有莫大的鼓励。你在哺乳的"苦海"中挣扎的同时，也会因为身边家人朋友的支持而感动。这些支持可能来自更多的人，包括了朋友、同事或者其他熟人。来自他人的支持，你燃起的自信心以及你与宝宝之间的特殊关系，这一切令宝宝的生命有了一个健康的开始。

问 & 答

我能处理好这些事吗？

问：我记不清我的宝宝一天吃几次奶，要换几次尿布。同时，我也分不清宝宝吃"零食"和正餐的区别。一定要花时间注意这些事情吗？

答：母乳喂养与人工喂养不同，因此你需要用其他方法来监测宝宝的母乳摄入量。在最初的几个星期和几个月内你可以只对几个指标进行监测。想确认宝宝是否吃饱，最好的方法就是定期给宝宝称体重——你可以在每次去看儿科医生的时候请医生称重；如果医生允许的话，你也可以自己给宝宝称重。同时，你可以试着用日记来记录每天的喂养情况和换尿布次数。你不需要对此太花心思，但是偶尔抽查可以让你知道是否已经建立了母乳供应规律。此外，你也可以将这些信息跟儿科医生分享。

问：我婆婆未曾母乳喂养过，对于我要母乳喂养她很不满。她坚持要用她自己的方法，给两个星期大的宝宝用奶瓶喂奶。我应该退一步允许她这么做吗？

答：现在，比起让你婆婆用奶瓶喂孩子，更重要的是你和宝宝之间要建立起母乳喂养关系。你可以试着建议你婆婆用其他方法来和孩子互动，比如在宝宝不吃奶的时候抱一抱他，带宝宝去散散步、给宝宝洗澡或者换尿布。你要向她解释对你来说纯母乳喂养是一件很重要的事情，同时指出母乳喂养会带给宝宝许多好处，并且希望她尊重你的意愿。

问：我的宝宝已经满月了，但我现在严重睡眠不足。我该怎么在满足宝宝吃奶需求的同时保证足够的睡眠呢？

答：你可以把宝宝放在离你的床很近的小摇篮里，以减少你睡眠的中断时间（关于美国儿科学会对妈妈与宝宝的安全睡眠建议请见第113页）。如果宝宝在你身边，你只要翻个身，把他抱起来放在自己身边哺乳就可以了。如果你的丈夫愿意给宝宝换尿布，那么你在哺乳之后就可以接着睡觉了。同时，你要养成宝宝睡觉的时候你也睡觉的习惯。母乳喂养早期经常会有一些事情中断睡眠，但是母乳喂养造成的睡眠打扰要比起床准备配方奶好得多。不久之后，宝宝的睡眠时间就会变长。

第七章

均衡的营养益处大

• **关键点** •

- 哺乳期应健康饮食，多吃新鲜食物，但并非每天都保持完美的饮食才能分泌有营养的母乳。
- 确保摄入人体所需的蛋白质、铁、钙和维生素 D。
- 每天服用维生素补充剂来保障健康。
- 你的乳汁中会带有你所食用的食物的味道，这有助于宝宝适应家庭饮食。

你正要出门却发现忘记吃早餐了，于是你随手抓起一块小松饼，往嘴里胡乱倒了一些果汁，与宝宝一起开始了全新的一天。你认为每天吃的复合维生素片可以提供你所需的所有营养。但事实上并不是这样。对你和宝宝来说，通过健康饮食而摄入的优质食物中的均衡营养是无法取代的。

人如其食

对你和宝宝来说，你们两个待在一起的前几个月无疑是一段最快乐的时光，但这段时间也会令你十分费神并给你带来很大的压力。

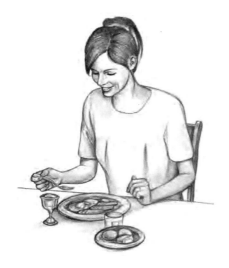

均衡的膳食可以给你提供母乳喂养所需要的营养，并且让你保持健康。

在这段时间内你昼夜的首要任务就是照顾孩子，因此很容易忽略生活的其他部分，关注自己的需求就更难做到了。幸运的是，在宝宝出生前你的身体就在为母乳喂养做准备，除了每日服用的孕期维生素或复合维生素、矿物质补充剂，你并不需要特殊的饮食和额外的营养补充。只要你能保持一个健康的饮食方式（食物种类丰富并摄入合适的量），你就会得到所需的所有的营养物质——钙、铁、蛋白质以及其他重要的营养物质。

当前美国农业部的饮食指南

重点推荐

- 注重食物种类、数量和营养。

- 选择饱和脂肪、钠和添加糖较少的食品和饮料。

- 根据你的年龄、性别、身高、体重和体力活动来摄入适当

的热量。

- 水果和蔬菜的数量应占全部饮食的一半。

- 多吃全麦食品。

- 食用低脂或脱脂的乳制品。

- 确保蛋白质来源的多样性，包括红肉、禽肉、海鲜、豆类及豆制品、鸡蛋、坚果和种子。

- 补充多种维生素和矿物质。

资料来源：美国农业部

对许多新手妈妈来说，尤其是那些想恢复到怀孕前身材的妈妈，建议的食物摄入量看起来会有点儿多。但你要知道吃一份食物并不意味着要吃满满一盘子食物。例如，一份面包及谷物，就是一片面包、半个贝果或者半量杯米饭。每一组中都包含了种类丰富的食物，因此你应该可以找到你喜欢吃的东西。例如，面包及谷物类，你可以通过热麦片（半量杯／份）、意大利面（半量杯／份）、全麦饼干（4块／份）或玉米饼（1块／份）来满足你一天的需求。

健康的饮食对母乳喂养的作用

我们知道，对一位哺乳妈妈来说，正常、健康的饮食就足以让她产生足够的母乳，保证母婴健康了。对分泌乳汁的妈妈来说，正常饮食中有一些特定的营养物质尤其重要。

钙

钙是饮食中最重要的矿物元素之一。你体内储存的钙（大部分来自你的骨骼）是母乳中钙的主要来源，可以满足宝宝对钙的需求。研究证实，在哺乳期妈妈的骨量会减轻3%~5%。而在哺乳之后，妈妈的身体必须要将通过乳汁流失的钙补回来。18~55岁的女性推荐每天摄入1000毫克钙，你要在每天正常的饮食中确保至少摄入了推荐量的钙，这样可以保证在给孩子断奶后你还能保持骨骼的强韧。幸运的是，在断奶后的6个月之内你就可以补回在母乳喂养中流失的钙了。

你可以每天摄入3份乳制品（其中一份是240毫升牛奶），这样就可以获得所需要的钙了。如果你不喜欢喝牛奶，也可以通过奶

不要忘记喝水！

关于你的液体摄入量

与流行的观点不同，事实上没有什么特殊的食品或食谱一定能增加你的泌乳量，但是液体摄入不足会影响你的泌乳量，并且会让你的体力大不如前。我们鼓励所有健康的成年人每天喝6~8杯液体。无论是水、牛奶、果汁，还是不含糖的饮料，你都要保证在哺乳过程中，手边随时有喝的东西，同时还要养成经常喝水的习惯，防止口渴。如果你感觉非常口渴，那说明你可能已经轻度脱水了。如果你的尿呈深黄色，或出现了便秘的情况，很可能就是你没有喝够水。

酪或酸奶来摄入钙。如果你对乳制品过敏，可以试一试加钙果汁、豆腐、深绿色蔬菜（比如菠菜、羽衣甘蓝、西蓝花）或豆类等。你也可以通过吃一些强化食品，比如早餐麦片，来获得钙（与此前流行的说法不同，喝牛奶对产生乳汁没有太大作用）。如果你不能保证从饮食中摄入 1000 毫克钙，那就要向医生或营养专家咨询如何通过摄入其他食物来补充钙（但是，要避免食用磨碎的牡蛎壳制成的补充剂，因为其中可能含有铅）。不只是哺乳期，从成年后一直到绝经期，如果你每天摄入 1000 毫克钙，日后患骨质疏松的风险会降低。

维生素 D

维生素 D 对骨骼的作用几乎和钙处于同等地位，可以促进肠道吸收食源性的钙。在向不同的专业人士咨询时，你了解到的维生素 D 的推荐摄入量也是不同的。目前，大多数专家建议每天至少摄入 400 国际单位维生素 D，但也有一些专家建议每天至少要摄入 1000 国际单位。晒太阳是获得维生素 D 的最好途径，但因为考虑到晒太阳会增加患皮肤癌的风险，因此这种方法并不是十分安全。使用防晒霜会减少你的身体从太阳中获取的维生素 D 的量。同时，这种方法也不是很可靠，因为晒太阳的效果很大程度上取决于你在哪儿晒。因此，你应该将目光转向从食物中获得维生素 D，比如强化牛奶、鲑鱼、强化橙汁和强化酸奶（并非所有酸奶都添加了维生素 D，请查询营养成分表）。一些即食早餐麦片也是维生素 D 强化产品。此外，你也可以服用补充剂来摄入维生素 D。

母乳也不能给宝宝提供足够的维生素 D，你的宝宝仍然需要额外补充维生素 D。纯母乳喂养的宝宝或者每天摄入维生素 D 强化奶低于 950 毫升的宝宝，每天则需要摄入 400 国际单位维生素 D，因为晒太阳并不是我们推荐的安全获取维生素 D 的主要方法。纯母乳喂养的宝宝在没有得到足够的维生素 D 时，可能患儿童佝偻病。

蛋白质

蛋白质也是健康饮食中不可或缺的一部分，因此你在哺乳期要对它多加关注。蛋白质有组成、构建和修复人体组织的作用。在哺乳期你每天需要大约 185 克蛋白质。通常一份（一张扑克牌大小）瘦肉、禽肉或鱼肉含有 85 克蛋白质，因此你可以吃 2~3 份肉类来保证摄入足够的蛋白质。此外，1 个鸡蛋、1 汤匙花生酱、12 颗杏仁、24 颗开心果或 1/4 量杯煮熟的豆子中都含有 28 克蛋白质，你也可以从这些食物中得到每日所需的蛋白质。每星期吃一次鱼也是一个获得蛋白质的好方法，尤其是一些脂质鱼，比如鲑鱼、金枪鱼。这些鱼含有丰富的 DHA，这是一种在母乳中同样存在的 ω-3 不饱和脂肪酸，对宝宝的生长发育，尤其是大脑和视力的发育有着重要作用。母乳中的 DHA 含量会逐渐下降，但你可以通过多吃脂质鱼来补充。当然，膳食种类越多越好，同时你还要将饱和脂肪酸的摄入量控制在合理的水平。为了保证这一点，你要尽可能选择瘦肉或低脂食品。

花生是一种很容易引起过敏的食物，如果你的饮食里含有花生，尤其是你有食物过敏家族史的话，要密切注意宝宝可能出现的不良反应。一般来说，妈妈不应限制宝宝的饮食。通过母乳喂养，可以让宝宝早期接触可能的过敏原，这么做可能使宝宝脱敏。最近的研究表明，让 4~11 个月的婴儿接触含有花生的产品，可能有助于预防孩子对花生过敏。目前的建议是，有花生过敏史的家庭应该在宝宝6个月之前让他接触含有花生的食品，以降低宝宝花生过敏的风险。

铁

铁是产生红细胞的必要成分，可以让哺乳妈妈（准确地说是所有人）保持活力，因此你一定要在饮食中保证摄入足够的铁。瘦肉和深绿色蔬菜都是铁的优质来源，其他一些来源还包括鱼肉、含铁谷物以及禽肉等。

为了满足体内铁的需求，你可以吃一些富含铁的食物，并合理搭配。例如，来自动物的铁一般都比来自植物的更容易吸收；茶饮品会干扰铁的吸收，因此你在吃过含铁食物后或服用了铁补充剂之后应避免喝茶；富含维生素C的食物则会促进铁元素的吸收，因此你可以考虑将碎牛肉和菠菜搭配食用，或者服用复合维生素或矿物质补充剂时配一杯橙汁。

叶酸

哺乳妈妈（所有育龄妇女）每天至少应摄入400微克叶酸，以预防宝宝的出生缺陷，保证宝宝正常的生长发育。菠菜及其他绿色蔬菜都是叶酸的优质来源。另外，柑橘类水果榨的果汁、豆类、肉类以及禽类的肝脏也是不错的选择。你也可以购买富含叶酸的面包、麦片、谷物等。我们建议所有育龄妇女每天都服用含400微克叶酸的复合维生素补充剂。

关于补充剂

为了保证你足量摄入了所有重要的维生素及矿物质元素，你应该持续服用孕期维生素或复合维生素补充剂。但是你要知道，这些补充剂只是均衡膳食的补充，而不是替代。事实上，每天从食物中获得的新鲜维生素及矿物质是无法替代的。

避免可能对宝宝产生不良影响的物质

许多孕妇发现，在孕期想控制并改变饮食并不是一件很容易的事情。一个每天已经习惯喝 5 杯咖啡的人，要突然改变饮食习惯，放弃每天喝咖啡的生活，确实很困难。然而在 9 个月之后，良好的饮食结构与健康的生活方式已经慢慢成为一种习惯。如果你身上就发生了这样的事情，那么你很幸运，这样崭新的、更健康的饮食习惯将对宝宝的健康和生长发育带来许许多多的益处，同时还对你自己的健康产生有利的影响。现在宝宝已经出生，你很自然就会想知道早餐喝一杯咖啡或晚餐喝一杯红酒会不会伤害到宝宝。

我不吃肉

特殊的饮食

你或许正是出于健康原因而做某种饮食安排。事实上，你在哺乳期这么做，你和宝宝可能无法得到某些营养物质。如果你对食物种类有一定的要求，你要考虑如何找到替代的食物来补充可能缺乏的营养物质，并且要和医生及营养师就实际情况进行讨论。例如，你不吃肉，那就要考虑宝宝及你自身该如何摄入足够的蛋白质。

你可能比较习惯将不同的植物性食物进行组合，满足自身需要。你可以通过米饭、豆类、蛋类、坚果（花生酱）或肉类替代品来摄入蛋白质。如果你不知道如何用健康的方法来补偿饮食中缺失的肉类，你可以向注册营养师咨询。你要向儿科医生确认是否有每天服用维生素或矿物质补充剂的必要，包括铁、锌及维生素 B_{12} 补充剂等。对严格的素食主义者（饮食中避开所有的动物性食物）来说，一定要记得服用维生素 B_{12} 补充剂，因为这种营养物质是完全来自动物性食物的。你也要保证摄入足够的热量来保持自身健康。如果你是中等身材的话，通常每天会需要 2200~2500 千卡的热量。如果你对于饮食安排有什么其他的疑虑，儿科医生会建议你去咨询注册营养师。

幸运的是，即使你的饮食结构并没有处于最完美的状态，母体内乳腺产生的乳汁还是会给宝宝提供丰富的营养物质。正如我们在第二章中提到的，乳腺和泌乳细胞可以帮助你控制饮食中有多少物质会通过母乳到达宝宝体内。

咖啡因

在哺乳期，你有节制地喝咖啡、茶及一些含咖啡因的饮料都是没问题的。妈妈摄入的咖啡因进入母乳中的不超过 1%。如果你一天喝的咖啡不超过 3 杯，那么在宝宝的尿中几乎检测不到咖啡因。

如果你摄入了大量咖啡因（一般来讲每天喝 5 杯以上含咖啡因的饮品），并且宝宝变得越来越易怒、好动，那你就要考虑减少含咖啡因饮品的饮用量了。此外，你要控制每天喝的茶、碳酸饮料以及吃的巧克力的量。大多数的茶、碳酸饮料和巧克力都含有咖啡因。

酒精

酒精可以通过母乳传给宝宝，因此在哺乳期你最好不要大量饮酒。喝啤酒并不像传言中那样能提高你的泌乳量，相反摄入各种酒精类物质会减少宝宝的吃奶量。酒精可以改变母乳的味道，而有些宝宝抗拒这种味道。如果你要喝酒精性饮料，最好在哺乳或挤奶后喝，而不是在这之前喝，并且在喝酒 2 小时后再开始下一次的哺乳或挤奶。这样，你的身体会有足够的时间将酒精代谢排出，进入宝宝体内的酒精量会减少。

一份酒精性饮料（可能是 350 毫升啤酒、120 毫升红酒，也可能是 30 毫升烈性酒）可能暂时不会对宝宝造成伤害。然而，宝宝通过母乳长期多次摄入酒精，还是存在一定的风险，因此我们明确建议哺乳妈妈要控制饮酒量，长期摄入酒精也可能影响母乳分泌。

汞

我们在前面提到，鱼肉是蛋白质及健康的 ω-3 不饱和脂肪酸的优质来源，并且不会含有太多的饱和脂肪酸。不过，几乎所有的鱼都或多或少含有各种来源的汞。汞，也就是水银，是一种金属元素，在自然界很罕见，主要通过工业污染物排放到环境中。少量汞对大多数成人不会产生很大影响。但是对婴幼儿来说，汞会引起神经系统损伤。这也是为什么育龄妇女，尤其是妊娠期和哺乳期的妇女要避免食用鲨鱼、剑鱼、青花鱼及方头鱼这些含汞量可能较高的鱼。如果你确实要吃鱼，应该吃一些含汞量较低的鱼，比如罐装金枪鱼、鲑鱼、鳕鱼、鲶鱼等。

一些人更喜欢吃长鳍金枪鱼。但是长鳍金枪鱼通常会比罐装金枪鱼含有更多的汞。如果你喜欢吃长鳍金枪鱼，每星期摄入量要控制在 170 克以内。如果你喜欢吃本地水域内产的鱼，一定要查阅本地的环评报告来确认鱼的安全性。如果找不到相关信息，你就要尽量将摄入量控制在每星期 170 克之内。如果你打算给孩子吃鱼或贝类的话，这个建议也同样适用，同时要了解这些食物的推荐摄入量。

过敏与食物敏感

母乳喂养的宝宝一般不会因吃母乳而出现过敏反应，但妈妈担心她吃的一些食物会通过母乳进入到宝宝体内引起宝宝过敏反应。这种过敏通常是由于妈妈的饮食中含有牛奶的成分。有这种情况的宝宝会出现严重的肠绞痛、腹部不适或皮疹（如湿疹或荨麻疹）等，还可能出现呕吐、重度腹泻（通常可在大便中发现血），甚至还会在吃奶后出现持续数小时的呼吸困难。如果你注意到宝宝出现了上述症状中的任意一种，要马上联系儿科医生。但牛奶过敏很少会导致极其严重的后果，在母乳喂养的宝宝身上更是罕见。大多数宝宝机体最终发育成熟后不会再对牛奶过敏。不过，对其他食物的过敏反应是有可能伴随宝宝终身的。

研究已经证实，对有严重过敏家族史的宝宝来说，出生后 6 个月内坚持纯母乳喂养可以显著降低其出现食物过敏的风险及严重程度。对纯母乳喂养的宝宝来说，湿疹（也就是一种皮肤极度干燥并易引发炎症的疾病）发生率也会更低。

到目前为止，还没有证据证明在哺乳期避免食用某些食物有助于预防宝宝过敏或哮喘。但一些研究显示，避免吃一些食物可以降低宝宝出现湿疹的风险。事实上，情况可能恰恰相反。让母乳喂养的宝宝提前接触潜在的过敏原可能会降低宝宝发生过敏的风险。对宝宝来说，在宝宝 6 个月前让其接触某些过敏原，可能是有益的。你要细心地检查宝宝有没有出现皮疹、呼吸系统方面的问题、排便问题以及其他症状。另外，一定要将你的过敏家族史告知儿科医生。

食物敏感

一些妈妈会发现，在饮食中添加了某种食物后，宝宝会出现一些轻微的不适。在妈妈吃了一些辛辣的或"容易产生气体"的食物（如卷心菜），一些宝宝会有哭闹、好动或者吃奶次数增加等表现。它们引起的症状比较轻微（没有出现皮疹或不正常的呼吸），并且一般持续时间不会超过 24 小时，因此要将宝宝的这些反应与过敏区分开。如果每一次你吃了特定的食物之后，宝宝都会有这种异常的表现，你就会发现问题出在哪儿了，接下来你就要暂时避免吃这种食物。如果这样的症状每天都出现并且持续的时间比较长，这也许提示你宝宝是肠绞痛而不是食物敏感。如果你已经排除了各种食物对宝宝可能的影响，那就要进一步和医生讨论宝宝发生肠绞痛的可能性了。

恢复身材：如何自然地减重？

母乳喂养的一个颇受欢迎的好处就是，哺乳的妈妈通常比不哺乳的妈妈能更快地恢复到怀孕前的身材。母乳喂养会动用你孕期储存在体内的脂肪。在母乳喂养的每一天，除了饮食中提供的热量以外，你的身体会从这些脂肪中获得热量，从而保证母乳的产生。即便你每天从饮食中摄入的热量增加400~500千卡，以维持正常的代谢和保证充足的母乳供应，你还是会动用储存的热量。在分娩之后，刚开始你会迅速减掉7千克的体重，但在那之后体重持续下降就是一个循序渐进的过程了。在你分娩后的6个月内，体重会以每个月0.5~1千克的速度下降，在这之后下降的速度会更慢。在绝大多数情况下，你孕期增加的那部分体重需要6~9个月（与你怀孕的时间差不多）减掉。

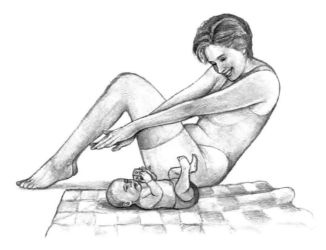

规律锻炼和健康饮食可以帮助你更快地恢复到怀孕前的身材。

两个人，要吃得好一些

毫无疑问，健康饮食一直是非常重要的事情，在哺乳期吃得好则尤其重要。哺乳妈妈在宝宝不满 6 个月时每天需要额外摄入 500 千卡的热量，在宝宝 7~9 个月大时，这一额外的需求则会下降到 400 千卡。一定要从优质的食物中得到你所需要的额外的热量。哺乳妈妈也要喝足够多的水，在哺乳期你会比平时更容易感到口渴。我们建议你可以在每次哺乳的时候都喝一杯水。此外你一定要知道，补充剂只是对正常饮食进行补充。你还是应该尽量从食物中获得大部分的营养物质。

问 & 答

是我吃的什么东西出了问题吗？

问：我听说如果妈妈停止喝牛奶，那些有肠绞痛的宝宝的症状就会缓解，是真的吗？

答：在某些情况下，如果妈妈暂时停喝牛奶，即使宝宝对牛奶并不过敏，他肠绞痛的症状也会缓解。这也许仅仅是因为宝宝的消化系统还没有完全发育成熟。如果你的宝宝出现了类似的症状，你就要在和儿科医生商量之后，试着两个星期之内不喝牛奶，之后再喝牛奶，观察宝宝出现的反应。如果你不再食用牛奶及其他乳制品，你就需要吃一些其他含钙和维生素 D 的食物。

问：妈妈吃的食物会影响到母乳的味道吗？

答：你吃的所有食物都会改变母乳的味道。事实上，如果母乳喂养的宝宝通过母乳接触了许多不同的味道，之后他会更容易接受不同味道的食物。然而只有在极少数情况下，宝宝会抗拒某种味道。即使宝宝拒绝吃奶，你也要推测他们不喜欢什么味道还是很困难的。一般来说，宝宝都会喜欢你在孕期喜欢吃的食物的味道。和食物敏感情况类似，如果让宝宝抗拒的某种食物的味道没有经常干扰母乳喂养，你就不必担心。在这种情况下，最简单的解决方法就是你不吃不常见的食物。

第八章

一些常见问题的处理方法

• **关键点** •

- 你或宝宝有轻微的疾病时，仍可以继续进行母乳喂养。

- 全身麻醉后，如果你能够保持清醒和警觉，也可以安全地进行母乳喂养。

- 医学治疗一般不需要中断母乳喂养。

- 让宝宝正确衔乳是防止乳头酸痛的最好方法。

- 频繁的母乳喂养有助于减轻涨奶。

- 如果宝宝拒绝吃奶、极度挑食、剧烈呕吐，或发生任何让你担心的情况，请咨询儿科医生。

某一天你的宝宝还会迫不及待地要吃奶，而第二天他突然对你的乳房不感兴趣了，对此你会感到困惑、焦虑：为什么宝宝明明很饿却不愿吃奶呢？他为什么只吃了几口就把头转开了呢？有哪些地方不一样了吗？或者正相反，原本挑剔的宝宝突然开始狼吞虎咽地吃奶，频率也大大增加，这让你身心俱疲，并充满了担忧：宝宝为什么这么饿？是因为处在猛长期吗？要如何满足他日益增长的需求呢？

母乳喂养的过程中是有一些波动的，这与你和宝宝的情绪、感受和身体状态的变化有关。和大多数哺乳妈妈一样，很快你会渐渐习惯你和宝宝在这一系列变化中所做出的反应，并试着根据情况做出调整。慢慢你会发现：你在一个比较安静的场所哺乳，感觉心情平和的时候，分泌的母乳会较为充足；如果宝宝在吃奶时显得烦躁不安，则很可能是生病了，需要看医生；乳头疼痛时你可以通过改变哺乳姿势缓解。

然而，有时一些新情况也会让你很吃惊。例如，有一天宝宝突然对吃奶不感兴趣了；或者他不断地把脸贴向你的乳房，好像没吃饱一样；你担心你患的疾病会传染给宝宝；你甚至可能发现在你还没有准备断奶时，你就已经没有乳汁了。如果你害怕这些状况会影响到宝宝的健康或者引起你身体的疼痛，你就应当尽快找到解决问题的方法。这一章会提到一些影响母乳喂养的最常见的问题，同时还提供了帮你解决这些问题的方法。如果问题仍然存在，那你就要向儿科医生、家庭医生、母乳喂养专家或国际母乳会的志愿者寻求帮助。

为什么会痛？缓解乳房疼痛

在最初几次哺乳时，宝宝常常不能正确衔乳。如果宝宝在衔乳时含住的乳晕不够多，这就很可能使你感觉很疼。你的乳头甚至可能因此皲裂、疼痛，这时你也许就有了放弃母乳喂养的念头。

在第四章里，我们解释了为什么宝宝能够正确衔乳是母乳喂养成功必要的第一步。在宝宝出生后的几天或几个星期里，一定要让儿科医生或母乳喂养专家检查宝宝的衔乳姿势，因为错误衔乳姿势

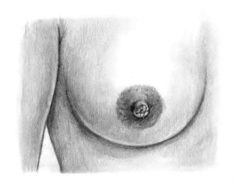

乳头皲裂可能由宝宝不正确衔乳引起。

会导致宝宝吃到很少的母乳，还会减少你的泌乳量，并导致你的乳头疼痛、皲裂，使你在伤口痊愈之前哺乳时都会很不舒服。

在哺乳的最初几天，你可能发现乳头很敏感，这种情况会一直持续到你习惯了哺乳。为了预防乳头疼痛，你可以在洗澡的时候用温水清洗乳头，避免使用肥皂，因为肥皂会使乳头变得干燥并刺激乳头。如果你的乳头已经开始疼痛甚至皲裂，你要再次检查宝宝的衔乳姿势，确保他在吃奶的时候嘴唇和牙床都覆盖在乳晕上，而不是仅仅在乳头上。如果条件允许的话，你可以在每次哺乳的时候变换姿势，有时简单调整一下哺乳姿势就会有很大的不同。要避免使乳头处于极度潮湿的环境中。如果你佩戴治疗乳头内陷的塑料材质的乳头保护罩，要在佩戴 30 分钟后将其摘下，避免湿气聚集在内部。基于同样的原因，你还要避免使用覆塑料膜的防溢乳垫。在哺乳结束后你要将乳头轻轻擦干，然后涂抹母乳或医用高纯度羊脂膏以起到舒缓和治疗的作用（面霜或乳液一般不会起作用，并且可能使情况更糟）。如果这些方法还不能解决问题，你要向医生或母乳喂养专家寻求帮助。在大多数情况下，乳头疼痛都是暂时的，不应该影响哺乳。

母乳供应量：不多不少，恰到好处！

许多妈妈担心她们早期的乳汁量太少。正如前面所讨论的那样，在产后的头几天，乳汁量少是很正常的现象。之后，当你的乳汁量增加时，你会发现乳汁多到似乎能够喂养好几个宝宝。在接下来的几星期里，供需往往会达到平衡，你的乳汁正好能够满足宝宝的需求。偶尔，压力、疲劳或睡眠不足会打破这种平衡。一般来说，增加哺乳的次数和时间会在几天内改善这种情况。每天多挤一两次奶，也有助于增加乳汁量。你也可以在冰箱里储存一些乳汁，作为一种保险措施。你要在宝宝睡觉时睡觉，将家务事或其他杂事留到睡醒后再解决，以确保自己能够得到足够的休息。

如果你想通过使用其他母亲的乳汁来解决自己乳汁少的问题，请谨慎行事。分享母乳有两大问题。第一个问题是，另一位母亲的急性或慢性病可能会通过她的母乳传播。无论你认为自己有多了解好朋友、邻居、亲戚，你都可能没办法了解她的完整病史。为了孩子的健康，有必要与提供乳汁的那位母亲进行一次坦诚的谈话。第二个问题是母乳是如何获得、储存和运输的。尽管母乳在某种程度上能抑制病菌和其他细菌的生长，但随着时间的推移，其中浓缩的营养物质会导致有害细菌的生长，如果母乳在室温下、车中、制冷差的冰箱中存放过久，这种情况尤甚。如果你选择参与这种随意分享母乳的活动，这些都是你应该认真考虑的问题。

随着社交软件的普及，一些母亲通过社交软件从不知名的人那里获得母乳。研究表明，这种母乳被有害细菌污染的风险非常大，特别是当它在运输过程中解冻后到达你手里时，可能已经被污染了。一些从互联网上购买的母乳中掺入了牛奶或配方奶，以增加母乳的分量。其他种类的奶也有可能被用来冒充母乳。买家确实需要意识到这些潜在的风险。

如果你的乳汁太多或排乳反射太强烈，你可以在喂奶前挤出少量的乳汁，这对防止宝宝窒息或乳汁喷射很有帮助。以躺下的姿势哺乳，可以使宝宝更容易控制吃奶量，因为母乳是逆着重力到达宝宝口中的。一些妈妈发现，每次只用一个乳房哺乳，而不是轮流用两个乳房，有助于减少乳汁分泌量。有一些草药可以减少乳汁分泌量，但需要谨慎使用，以避免矫枉过正，导致乳汁量过少。如果乳汁过多的现象持续存在，你可以通过咨询医生或母乳喂养专家寻求帮助。持续的乳汁过多可能导致涨奶，增加乳房感染的风险。

乳腺管阻塞

在哺乳期，有时你会感到乳房疼痛或发现乳房上有小肿块，呈红色、很敏感，一碰就痛。肿块很可能是由乳腺管阻塞引起的。乳腺管阻塞可能的诱因有母乳喂养规律的突然改变、乳汁没有完全排出、长时间用同一种哺乳姿势、穿的衣服或文胸过紧。乳腺管阻塞一经发现就应马上解决，因为这会引发乳房感染。早期治疗乳腺管阻塞的最好方法就是继续哺乳，在每一次哺乳时尽可能排空乳房（如果你突然停止了哺乳，就很可能涨奶，这会使情况更糟并引发感染）。在每一次哺乳之前，你可以轻柔地按摩乳房，从外侧开始向乳头按摩，尤其要注意那些比较硬的地方。你要尽可能频繁地哺乳。如果你可以忍受疼痛的话，要先把疼痛的那一侧乳房给宝宝吃，因为宝宝在刚开始吃奶时会更拼命地吮吸，这样可以更有效地排出乳房中的乳汁。你还可以试着变换哺乳姿势以保证乳汁更通畅地排出，特别是使宝宝的下巴和鼻子指向坚硬区域的姿势。如果宝宝的吮吸并没有完全缓解乳房的充盈感，你可以在每次哺乳之后把乳房中的乳汁挤出。你还可以每天分几次用温热的湿毛巾敷在感觉不适的乳房上（或多泡几次温水澡、多冲几次淋浴），同时轻轻地按摩堵塞的乳腺管附近的区域。市面上的卵磷脂（一种脂肪乳化剂）补充剂可以治疗乳腺管堵塞，超声波也被证明可以减少复发性堵塞。如果乳房上的小肿块在几天之后还没有消退，或者开始变大、变红，你开始发热或有严重的不适感，你就需要上医院了。

　　避免压迫乳房可以预防乳腺管阻塞。例如，避免穿紧绷的上衣或钢托文胸（如果必须要穿，那就穿大一号的或抽空脱一会儿）；改变哺乳姿势以保证宝宝将乳房内所有的乳汁吸出；不要趴着睡。如果你看到乳汁干结成块堵住了乳头上的出乳孔，那就在每次哺乳后用温水轻轻地将乳头洗干净。频繁出现乳腺管阻塞的情况，则可能意味着宝宝的衔乳姿势或你的哺乳姿势存在问题，这时你就要请儿科医生或母乳喂养专家帮你纠正这些问题。

涨奶

　　当乳房过于充盈或涨奶时，你会感觉到乳房疼痛。大多数妈妈在适应宝宝对母乳不断变化的需求时，都会经历一次或多次涨奶。在宝宝出生后的最初几天里，你感觉乳房有一点点涨是正常的，但由于错过哺乳时间或改变哺乳频率而引起的涨奶，则令人感觉很痛。应宝宝的需求而频繁哺乳可以预防涨奶，但是如果不停哺乳，他的体重会增加过多。你需要采取其他措施来缓解涨奶。例如，你可以将温热的湿毛巾敷在乳房上，或在哺乳之前洗一个热水澡。你也可以在哺乳之前用手动吸奶器或电动吸奶器挤出一些母乳（见第九章）。对于比较严重的涨奶，你可以在两次哺乳之间用冷敷法（凝胶敷包、冰袋）来缓解乳房不适，减轻肿胀感。

涨奶引起的不适也可以通过变换哺乳姿势来缓解，你可以试着轮流采用摇篮式、侧卧式、橄榄球式（见第四章）等。从腋下开始，向乳头方向轻轻按摩乳房，也可以有效减轻乳房的疼痛感并增加泌乳量。如果你的排乳反射很强烈，引起宝宝呛奶，你可以试着平躺在床上，让宝宝爬在你身上吃奶（即仰卧式）。如果宝宝仍然呛奶，你可以在他吃奶中间暂停一会儿，把奶挤出来一点儿。在没有医生许可的情况下你要尽量避免服药，但对乙酰氨基酚或布洛芬这类可以缓解疼痛的药，在哺乳期偶尔服用还是比较安全的。另外，对涨奶来说最好的解决方法就是继续哺乳。很快，你的乳汁分泌就会更加适应宝宝的需求，你的不适感也会大大减轻。

卷心菜可以有效缓解涨奶，虽然这听起来有点儿奇怪，但许多哺乳妈妈发现确实有效。做法是将干净、冷藏的卷心菜叶撕成小块或者直接将整片菜叶覆盖在乳房上。如果将卷心菜叶中部的茎去掉，叶子就能和乳房更好地贴合。你可以利用文胸将卷心菜叶固定，直到它温热枯萎，随后用冷藏的新鲜叶子换掉枯萎的叶子。绿色和紫色的卷心菜都可以使用，但是紫色的叶片容易将衣物染色。许多妈妈在使用卷心菜后的几小时内，会明显感觉涨奶带来的疼痛感与肿胀感有所减轻。关于卷心菜在缓解涨奶方面的临床研究很少，具体它是怎么起作用的到现在还是未知数。但是，这种治疗方法看起来

似乎也没什么坏处。对涨奶的妈妈来说，如果感到疼痛感和肿胀感
得到缓解，就要停止使用卷心菜，继续使用则会减少泌乳量。一些
妈妈则会在需要短时间内断奶时使用卷心菜，以快速缓解断奶带来
的不适感。

乳腺炎

如果乳房某个部分的乳汁没有完全排出，细菌就有可能在这个
部分滋生并引发感染，这就是乳腺炎。乳腺炎的症状包括乳房肿胀、
发热、发红、疼痛，妈妈也可能出现发热、类似流感的症状及全身
酸痛。如果你出现了上述症状，就要立刻联系医生。乳腺炎的治疗
包括热敷和使用抗生素，再加上频繁哺乳、充分休息、大量饮水以
及服用止痛药物。如果医生给你开具了含抗生素的处方，一定要严
格按照处方把药吃完。许多妈妈担心抗生素会通过母乳影响宝宝，
因此她们要么完全不用药，要么提前停药。一般来说，治疗乳腺炎
的抗生素不会对吃奶的宝宝造成不良影响，但提前停药则可能增
大你再次患乳腺炎的概率。重复发生或不经治疗的乳腺炎会留下瘢
痕，这样可能影响你的乳汁分泌，甚至会影响到以后的怀孕及母乳
喂养。

如果你患上了乳腺炎，也要坚持母乳喂养，因为频繁哺乳可以
让你乳房内的乳汁排空，防止炎症蔓延。这时你的乳汁不会对宝宝
有危害。不过，有时乳汁尝起来咸咸的，所以有些宝宝会拒绝吃奶。
如果宝宝在你感染的一侧乳房吃奶，使你感觉非常疼，你可以把他
换到另一侧乳房，并打开文胸，让疼痛的那一侧乳房中的乳汁流到
毛巾或吸水布上。将感染的一侧乳房中的乳汁用吸奶器频繁挤出，

也可以帮助你减轻乳房的压力并加速恢复。总之，感染的一侧乳房中的乳汁必须要排出，要么由宝宝吮吸，要么用吸奶器挤出。

宝宝也会被传染吗？ 一般的疾病及感染

在母乳喂养的过程中，你仍然有可能患上感冒、细菌感染或其他常见病。当你生病时，你可能担心宝宝会通过吃奶也患上这种疾病。无论是母乳喂养还是人工喂养，一旦你生病，出现了相应症状，宝宝就会不可避免地接触到你和这种疾病。哺乳时母乳中的免疫物质能给宝宝提供额外保护，因此这个时候你最好坚持母乳喂养，以使你体内产生的抗体通过母乳传给宝宝，增加他的抵抗力。如果你在出现感冒症状后停止了母乳喂养，事实上你是减少了对宝宝的保护，增大了他患病的概率；如果宝宝真的生病了，他的病情还可能因此而更加严重。即使你得了更为严重的疾病，比如接受了胆囊手术或患上严重感染，一般来说你也可以继续哺乳，最多暂时中断。如果你不确定你患的某些疾病会不会影响到母乳喂养，要向儿科医生咨询。

哺乳妈妈和宝宝可能出现的一种感染是真菌感染。真菌感染多发于患糖尿病的女性中，有时也会在妈妈或宝宝使用了一个疗程的抗生素之后出现。如果发生真菌感染，宝宝易患鹅口疮，他的嘴巴里会出现乳白色的斑点或覆盖物。除了鹅口疮之外，宝宝还可能出现尿布疹，这也是真菌感染引起的。如果妈妈的乳头发生真菌感染，乳头可能呈淡粉色，有破损或渗出，表面结痂或脱屑，即使没有出现感染的其他症状及体征，妈妈也可能在哺乳时或哺乳后感到乳头或乳房有烧灼感。

为了预防宝宝患鹅口疮，你要保持乳头的清洁与干燥。防溢乳垫变潮了要立刻更换，并且要常洗手。放进宝宝嘴里的任何东西，包括牙胶、安抚奶嘴、奶嘴以及玩具等，都要经过煮沸消毒或者用温热的放有清洁剂的水彻底清洗。如果你发现宝宝嘴里出现了鹅口疮的症状，或者怀疑你的乳房可能有真菌感染，要立刻联系医生。一定要按处方上的建议接受治疗，并在症状改善后的几天内继续用药，否则感染可能反复发作。不要单纯依赖非处方药或在家做一些简单处理，因为这样很可能无法彻底清除感染。即使你和宝宝只有一个人出现了真菌感染症状，你和宝宝也一定要同时接受治疗，这样做有助于防止感染在你们两个之间反复发生。医生可能建议你将患病期间挤出并储存的乳汁全部丢弃，因为真菌可能污染你的乳汁，冷冻也不能将其完全杀死。在你接受治疗的同时，你可以且应该继续亲自哺乳。虽然真菌感染很容易在你和宝宝之间反复传染（也会在你和丈夫之间传染——你发生感染的可能途径之一），但在患病之后停止哺乳并不能治愈感染。

如果我需要做 X 光检查甚至做手术怎么办？

如果医生建议你进行检查，如 X 光检查、超声波检查、乳房 X 光检查、CT 或 MRI 查检，你要知道这些检查很安全，并不会对正在母乳喂养的宝宝产生不良影响。至于某些类型的 CT 或 MRI 检查，可能需要使用造影剂，以便观察人体组织。最常见的造影剂包含碘造影剂和钆造影剂。据估计，母乳中所含的造影剂不到妈妈使用的总剂量的 1%，而被母乳喂养的宝宝吸收到体内的造影剂不超过妈妈体内的 1% 到 2%。因此，美国儿科学会和美国放射学会指出，提供这些药剂给正在哺乳的母亲是安全的。

如果你实在对可能到达宝宝体内的低浓度药剂感到非常焦虑，那么可以将喝下药剂24小时内挤出的奶丢弃，这种方式可以消除那些可能存在的风险。如果你选择了上述做法，你完全可以在24小时内挤奶、弃奶，直到你想要开始母乳喂养。你需要确保挤奶次数与平时喂养宝宝的次数相同，以保持这一时期的泌乳量。请放心，根据目前我们了解到的信息来看，通过中断母乳喂养来避免药剂对宝宝的影响，并不是一种必要的措施。

如果你需要做手术，这其实不会对你的母乳喂养计划造成太大的影响。现在许多手术都是在诊所进行的，或者是日康手术。小的门诊手术只需要局部麻醉，手术后你可以继续像往常一样进行母乳喂养。如果你需要使用镇静剂或使你入睡的药剂，一般来说，只要你术后处于清醒状态，并有足够的警觉性，这就表明你体内的大部分麻醉药都已经失效，你可以恢复母乳喂养了。

如果你术后需要在医院过夜，可以问一下医生，看医院是否允许宝宝与你和另一个有能力照顾你们的成人同居一室。这样你就可以在手术前和手术后哺乳。即使你和宝宝不能24小时待在一起，你的伴侣或亲朋好友也可以经常带着宝宝来吃奶。（确保所有医院的工作人员和探访者洗手，避免与宝宝有不必要的接触，以防止宝宝在医院感染疾病）。以防万一，你可以尝试挤出一些乳汁，将其储存在家里的冰箱或冰柜里作为备用。尽量确保在短暂分离之前，你的宝宝已经会使用奶瓶或杯子来喝奶。此外，你应该在宝宝吃奶的时候习惯使用吸奶器，这将防止乳房出现不舒服的充血现象，并保证乳汁分泌。

宝宝为什么不吃奶？母乳喂养的常见问题

母乳喂养中的问题由各种原因引发，其中许多问题是随着宝宝的年龄变化而出现的。在第四章我们讨论过的一些问题可能在母乳喂养早期妨碍哺乳，比如新生儿嗜睡或难以衔乳。按照护士或母乳喂养专家给出的哺乳指南，并顺应自然的母乳喂养规律，许多问题都能迎刃而解。不过，也许在你认为已经没问题的时候，宝宝又会意外地拒绝吃奶。

寻求专家的帮助

什么时候该给医生打电话？

大多数在哺乳期出现的常见问题都比较容易预防并得到快速解决。然而，在某些情况下，你需要立刻让儿科医生给宝宝做检查。拒绝吃奶可能是宝宝患病的一个重要信号，需要立即关注。如果宝宝因为任何原因不能或不愿吃奶，或者你发现哺乳有困难，要立刻咨询医生。如果宝宝吃奶的情况一直很差，你的乳汁供应也会开始减少，因此在宝宝接受医生检查的同时，你可能需要将乳汁挤出。

其他需要立即咨询医生的宝宝的行为或情况包括极度烦躁、发热、肤色差、过度嗜睡、咳嗽或呼吸困难。此外，反复呕吐及尿量减少也可能是危险的信号。如果宝宝月龄较小，出现这些症状时，你更应该立即警惕。

如果宝宝不吃奶，那你要考虑的一件事是母乳的味道是否发生了改变。母乳的味道可能因为以下原因发生变化。

- 你的饮食中有新的食物；
- 你服用了药物；
- 你再次怀孕，这可能导致哺乳期的宝宝在妈妈怀孕后几个星期或几个月内自发断奶；
- 剧烈运动，导致体内短时间累积大量的乳酸；
- 乳房发生感染，如乳腺炎；
- 使用乳液、润肤霜或润肤油抹乳房，使皮肤味道改变。

为了让宝宝重新按正常的节奏吃奶，你应该避免食用新食物，尽可能停止用药，降低运动强度，并尽量避免在乳房上涂抹润肤油或乳液等。如果你患了乳腺炎，要立即向医生寻求帮助，并鼓励宝宝吃奶，以使乳房内的乳汁尽快排出。一旦乳腺炎被治愈，母乳的味道就会和原来一样。如果你再次怀孕，只要你持之以恒并有足够的耐心，下定决心不给宝宝吃配方奶（或为一岁以上的孩子提供牛奶）你也许就能帮助宝宝适应你孕期母乳的新味道。

如果短时间内宝宝突然疯狂吃奶，好像非常饿一样，这可能说明与他的需要相比，你的排乳反射慢了一些。如果出现这样的情况，你可以在哺乳之前按摩乳房并挤出一点儿乳汁。这样在哺乳开始的时候，你的乳汁流出的速度会快一点儿，宝宝也会更满足。

如果你认为你的乳汁味道没有改变，或者你的排乳反射没有问题，要考虑一下你自己最近是不是压力有些大。这种心理不适的状态是会在你和宝宝之间传递的，并且会妨碍他正常吃奶。当然，我们不能将压力从生活中全部清除，但你从开始哺乳的那一刻起，要尽可能抛开所有的负面情绪。放松的心态不仅能帮助宝宝吃到更多的母乳，还可以减轻你的压力。一般来说，给宝宝哺乳并亲密地抱着他会提升你的幸福感。同时，你也可以采取一些其他措施来改善你的生活。

宝宝自身的状况也可能影响母乳喂养。宝宝变得不爱吃奶，同时伴随着嗜睡、发热、呕吐、腹泻、咳嗽以及呼吸困难等，可能意味着他生病了。如果你的宝宝开始抗拒吃奶或你担心宝宝生病了，你就要咨询儿科医生。

宝宝生病可能影响他吃奶的意愿和规律，因此他吃到的母乳会减少。如果他患了感冒，鼻塞会让他在吃奶的时候难以呼吸，或者耳部感染让他感到疼痛。在哺乳之前你可以用吸鼻器来清理宝宝的鼻腔，这能暂时解决宝宝鼻塞的问题。此外，长牙也可能导致宝宝在吃奶时感到牙龈疼痛。还有我们之前提到的鹅口疮，也会导致宝宝在吃奶时感觉不舒服，你需要咨询医生。

一些宝宝在吃奶时吃得很多，但在吃奶之后，他会将大部分的奶都吐出来。吐奶在哺乳过程中及哺乳之后都是很常见的，一些宝宝会比其他宝宝更容易吐奶。不过一般来说，不必担心宝宝会因为吐奶而吃不饱。你可以试着让哺乳的过程尽可能地平和、安静、放松，以减少宝宝吐奶（以及打嗝）。宝宝在吃奶时，要避免被打扰，不要出现突然的噪声、明亮的灯光或者其他分心的事情。你要试着在哺乳过后把宝宝竖直抱起来，给他拍嗝。不要在哺乳结束之后马上逗宝宝玩或让他做过于剧烈的运动。宝宝偶尔发生的少量吐奶或打嗝一般来说不需要医学处理，只是会增加你洗衣服的工作。幸运的是，与人工喂养的宝宝相比，母乳喂养的宝宝吐奶的味道没有那么刺鼻，也不会在衣服上留下痕迹。

婴儿的身体结构使其更容易吐奶。此外，他们有很多时间是平躺的，这也会使吐奶更常见。吐奶或反流多为自限性，在宝宝出生6个月后就会有明显改善，并在1岁时得到解决。母乳喂养的宝宝在吐奶后可以继续吃奶。大多数情况下，他们不会出现与吐奶有关的症状。少量多次哺乳可能有助于减少宝宝反流。妈妈如果强行哺乳或奶速过快，可能会使宝宝不知所措，导致其窒息、喷奶和吐奶。以仰卧式哺乳可能会减少母乳喂养的宝宝的吐奶现象。

一般来说，药物治疗不适用于患有胃食管反流的婴儿。如果你的宝宝剧烈呕吐，看起来很不舒服，对食物没有兴趣，呕吐物的颜色是深绿色或鲜绿色，或者有血迹，那么你应该立即打电话给儿科医生。如果你担心他吐奶过多，要向儿科医生咨询，请他监测宝宝的体重变化，并检查宝宝是否有一些更严重的疾病。

脱水

正如前几章提到的，确认宝宝是否得到足够母乳的最好方法就是监测他的健康状况、体重增加情况以及大小便的情况。如果宝宝对吃奶没有表现出平时该有的兴趣，他的眼睛或嘴巴很干燥，或他的尿量变少，你应该联系儿科医生，这些可能都是脱水的症状。严重脱水（在母乳喂养充分的宝宝中很罕见）是极其严重并会危及生命的。如果宝宝拒绝吃奶或频繁呕吐、腹泻，则更容易发生严重脱水。

问题得到解决

幸运的是，母乳喂养遇到的大多数问题都是暂时的，可以通过少量的干预得到解决。无论是乳头疼痛、乳腺管阻塞，还是宝宝患感冒，解决问题的关键就是要善于找到问题的原因所在。一旦你顺利解决了问题并逐渐适应了新情况，你就可以继续哺乳了。

第九章

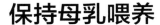

保持母乳喂养

> **·关键点·**
>
> – 在宝宝 6 个月大的时候，应该在他的饮食中加入固体食物，但最好继续保持母乳喂养。
> – 第一批固体食物应能提供蛋白质和铁。
> – 即使你怀孕了，你也可以继续母乳喂养。
> – 母乳喂养的宝宝可能会出现蛀牙，所以应注意他们的口腔卫生。
> – 当婴儿成为蹒跚学步的幼儿，应继续为其提供母乳喂养。

经过几个月的母乳喂养，你和宝宝应该已经建立起紧密的联系，也形成了健康的规律。一些妈妈可能在这个时候开始放弃母乳喂养，也有一些妈妈选择不在意他人反对的眼光与微妙的评论，继续坚持母乳喂养。决定权完全在你手上。如果你不确定是否坚持下去，可以想一想：在宝宝 6 个月甚至 1 岁之后你还坚持母乳喂养，会给宝宝提供哪些独一无二的营养与情感益处。

多即是好

如果你决定在宝宝 6 个月或 1 岁之后继续坚持母乳喂养，那么你很有可能遇到一些挑战，比如难以兼顾工作和哺乳。在过去的很长一段时间里，大多数人选择人工喂养而非母乳喂养，这导致许多妈妈都产生了困惑：到底母乳喂养多久才是"正常的"？尽管大部分美国人知道，许多其他国家的妈妈通常会一直哺乳到宝宝幼儿期，但一些美国人看到大一点儿的宝宝在吃奶时仍然很惊讶。一些妈妈虽然知道母乳喂养带来的种种好处，但当她们发现宝宝长了第一颗牙，迈出了第一步，吃了第一口辅食，她们就认为母乳喂养该结束了。

幸运的是，现在情况正在改善。更多的家庭了解到美国儿科学会的建议：对于 6 个月以内的宝宝，母乳仍是他们获取营养的唯一来源；之后在添加辅食的同时，只要妈妈和宝宝都有继续的意愿，母乳喂养就应该至少持续到宝宝 1 岁。母乳是宝宝获得营养的最佳途径，它会持续满足宝宝成长过程中在营养、免疫以及情感等方面的需求。随着宝宝慢慢长大，你每天给他哺乳，你与他之间的关系也会不断进步。宝宝会渐渐明白即使他接触到的世界越来越大，他依然可以一直依赖你，在你怀里获得安慰和情感支持。这对你的宝宝来说是多么珍贵的一课啊！

最初的 6 个月

在母乳喂养的最初几个星期，你处理了各种不确定的事情，战胜了不同形式的挑战，这真是激动人心。到了宝宝 6 个月大时，你和宝宝已经形成了一种稳定且舒适的关系，宝宝对吃奶应该很有自信，母乳的供需关系在一定程度上达到了平衡。你也许已经习惯了宝宝在吃奶时所用的特定姿势。你应该已经试过在公共场所哺乳，也知道什么样的衣服、哺乳姿势和哺乳地点最合适。随着你带孩子出门的时候越来越多，你会发现哺乳是一个相当自然、近乎自动的过程。你会大概知道宝宝什么时候想吃奶，会对他早期的饥饿信号迅速做出反应，也会在外出办事或坐车旅行时挤出时间哺乳。随着你和宝宝分开的时间越来越多，你会开始习惯提前挤奶，这样你不在宝宝身边时就可以方便其他人用奶瓶喂宝宝。

供应与需求：母乳喂养规律的改变

宝宝的吃奶规律并不是一成不变的。正如我们在第六章中提到的，经过宝宝出生后的最初几个星期，你的哺乳频率会逐渐下降，白天和夜间的哺乳都会变得更加规律。然而，因为许多原因，正在成长的宝宝可能突然增加或减少他们的母乳需求，从而导致每天的哺乳时长和次数出现不可预测的变化。如果一个平时吃奶规律的宝宝，突然频繁地吃奶，则可能意味着宝宝的生长发育速度激增，从

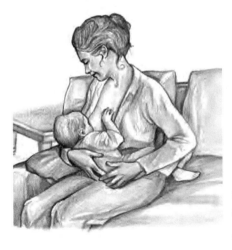

在最初的 6 个月里，母乳应该是宝宝获得营养的唯一来源。在给宝宝添加辅食之后，母乳喂养至少要坚持到宝宝 1 岁。

而需要更多的热量。宝宝活动量明显增加，比如学爬或学走，会消耗更多的热量，这也会使他更频繁地吃奶。但是，宝宝也可能因为对新鲜的活动更感兴趣而导致吃奶次数减少。另外，你在生活中的压力过大或活动量过多，都可能使泌乳量减少，导致宝宝比平时更容易饿，吃奶的次数增多。

对这种增长的吃奶需求最好的处理方法就是，在几天之内更频繁地哺乳，以提高泌乳量从而满足宝宝的需求（在这期间，要保证你得到了充分的休息并摄入了足够多的液体）。更频繁地哺乳会使宝宝得到满足。在这之后他的成长速度再次放缓，每天的活动量趋于稳定，或你的母乳分泌适应新情况，宝宝的吃奶次数就会逐渐减少。如果食欲激增出现在 6 个月左右，宝宝可能是已经准备好吃辅食了。当他开始尝试其他的进食途径时，他会逐渐摆脱对母乳的依赖。

食欲不振

有时，你会发现宝宝突然出现食欲不振的情况，主要表现为吃奶时间很短或者干脆对你的乳房不感兴趣。在第八章我们曾讨论过成长中的宝宝对吃奶不感兴趣的一些可能原因。然而在某些情况下，宝宝食欲不振的原因并不是很明确。如果你已经检查并排除过第八章列出的一些宝宝食欲不振的原因，儿科医生也对宝宝进行了身体检查，发现宝宝的身体很健康，那么你也许只是需要多一点儿耐心。

另外，你不要产生给宝宝吃配方奶甚至是用奶瓶吃母乳的想法（或听从其他人的劝告）。因为宝宝吃了配方奶，你的泌乳量会下降得更多；而用奶瓶喂母乳会影响宝宝日后（通常是几天）重新依靠乳头吃奶的意愿。其实你可以用更好的解决方法，比如当宝宝昏昏欲睡、顾不得反抗的时候哺乳；尝试其他的哺乳姿势，这可能令他更舒服；在一个安静且昏暗的环境下哺乳，摆脱电脑、音乐或电视带来的干扰；如果担心他没有吃饱的话，用勺子、滴管或杯子来给他喂母乳。

最后你的宝宝总会恢复对吃奶的兴趣。然而，如果宝宝一直拒绝吃奶，你要让医生给他做检查，同时向母乳喂养专家咨询该如何在这期间保持自己的乳汁分泌。

宝宝在长大吗？

在宝宝生长发育的过程中，密切监测他的体重增加情况非常重要，这能使你知道他是否得到了所需的营养。在给宝宝体检时，请向儿科医生咨询，如何参考世卫组织儿童生长发育标准来解读宝宝的实际成长情况。这些标准是根据多个国家的母乳喂养婴儿群组制订的，美国疾病预防控制中心建议2岁以下的儿童应参考这些标准。

如果你的宝宝在出生3个月后，体重不再增加甚至有些下降，你应该尽快去咨询医生。即使生长速度有一定下降，这个时期的宝宝仍然处在体重增加阶段。如果宝宝吃奶时间较短，且容易分心、好动、不够有耐心，那么你应该选择一个更加安静的环境哺乳，并频繁更换乳房以使宝宝保持吃奶的兴趣。如果你已经开始使用安抚奶嘴、儿童摇椅或者其他物品安抚他，在宝宝比较烦躁的时候你最好先忽略这些方法，直接将乳房给他，这样就可以增加他吃奶的机会。如果他正在长牙（你会注意到他流口水更频繁，也可能吮吸自己的拳头），他对吃奶的兴趣也会减弱，你可以少量多次地哺乳，并在每次哺乳结束之后给他一个牙胶让他玩。这些解决方法都是针对一些比较常见的、暂时干扰哺乳的状况。

相比于人工喂养的宝宝，母乳喂养的宝宝可以更好地掌控自己的食量。在最初的 3~4 个月里，母乳喂养的宝宝和人工喂养的宝宝的生长情况大体是一致的。而在那之后，母乳喂养的宝宝可能长得慢一些，不过这可能才是更合理的生长速度。体重增加过快会伴随发生儿童期肥胖。尽管在最初几个月之内，母乳喂养的宝宝体重快速增加并不是一个问题（小一点儿的宝宝应该在他有需求的时候就哺乳），不过当稍大的宝宝变得胖乎乎的时候，你也会开始怀疑他是不是吃得有点儿太多了。如果在宝宝没有表现出饥饿信号时，你也给他喂奶，这确实会使宝宝过胖。如果你觉得宝宝不饿，你就可以让稍大点儿的宝宝通过其他方式让自己兴奋或满足（比如和哥哥姐姐玩躲猫猫，或坐在爸爸怀里摇一摇）。但是，对于 1 岁以内的宝宝，你不用太担心他会超重。事实上，大多数母乳喂养的宝宝都可以控制进食的母乳量，使其恰好满足自己的需求，因此很少会有母乳喂养的宝宝超重。在宝宝 6 个月之后，他的活动量逐渐变多，他会因此而减掉自己多余的脂肪。

宝宝的牙

有一些宝宝出生时就长着一两颗牙，也有一些宝宝直到 1 岁左右才开始长牙。不过一般来说，宝宝会在出生 6 个月后开始长第一颗牙。许多妈妈会在宝宝长了第一颗牙之后就决定停止母乳喂养，这通常是由于宝宝会在吃奶结束时咬妈妈的乳房，或是妈妈担心她会被咬到。不过，许多长了牙的宝宝（或正在长牙的宝宝）都不会在吃奶时咬妈妈。实际上，积极吃奶的宝宝在吃奶时舌头覆盖住了他下面的牙齿，所以他不会去咬。如果宝宝在快吃完奶、试图挣脱时咬到你的乳头，你可以教他停止这样做。不要让这些小小的插曲过早地干扰到母乳喂养。

如果在宝宝长牙后，你担心他会在哺乳结束的时候咬你，那你可以在他结束有规律地吮吸之后，马上伸出一根手指中断他的吮吸，同时将乳头拿开（要在他迷迷糊糊睡去或发觉这一做法很好玩之前）。如果他已经咬到了你，你要坚定地说"不"，并将他的嘴从你的乳房上移开。你要尽可能温和且不带感情地说"不"：过于生气或带有一点儿嬉戏的感觉会使他觉得重复这一行为很有趣。一旦他意识到咬住乳房就意味着没有奶吃了，他就会学着抑制这种冲动（同时，不要忘了在他不吃奶的时候给他一个牙胶）。

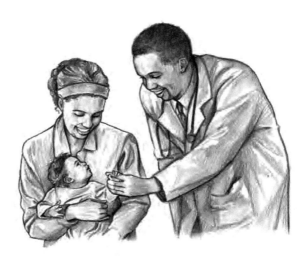

儿科医生会确保你的宝宝在以一个稳定的速度生长。

一旦宝宝的牙开始陆续长出，你就要预防他患龋齿。母乳喂养的宝宝也很容易患奶瓶龋，这可能在日后对恒牙造成严重的损伤。宝宝患奶瓶龋是由于牙齿长时间被水之外的其他液体覆盖，多发于睡前喝配方奶或果汁的宝宝中。如果母乳喂养的宝宝在吃奶过程中睡着，嘴里还有没咽下去的乳汁，就很容易患龋齿。在1岁之后，喜欢喝含糖饮料与哺乳后吃含糖食品或碳水化合物的宝宝更容易患龋齿。你一定要在宝宝睡着之后立即将乳头从他嘴里拿出来。

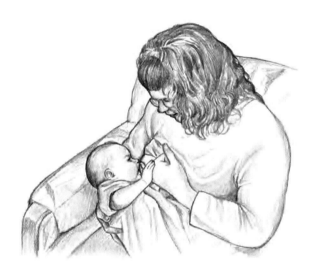

长牙之后，宝宝也可以继续吃奶。

儿科医生会在体检时检查宝宝的牙齿生长情况。为了保持健康的牙龈以及良好的口腔卫生，宝宝从出生开始需要每天至少擦拭一次牙龈，即使他还没有长牙。在牙萌出之后，你要在他每次吃奶之后以及每天睡前用一块纱布或湿布来擦拭他的牙龈及牙齿，这样可以保持良好的口腔卫生。宝宝如果已经长了好几颗牙，你就可以使用清水和儿童软毛牙刷，挤上一小块含氟的牙膏，每天给他清洁口腔。适量的氟有助于牙齿坚硬健康，预防宝宝患龋齿，但过量的氟会导致永久性的牙齿色素沉着。在看医生的时候他们也会在宝宝牙齿上局部涂氟来形成保护层。建议在宝宝一岁生日前，为其进行第一次牙齿检查。

妈妈不在身边：提前挤出乳汁给宝宝吃

随着你逐渐适应了有宝宝的生活，你也会重启因新生命降临而暂时中断的活动。你计划重返职场，需要孩子的爸爸或看护人给孩子喂奶。这种情况下，你可以用吸奶器或手提前将乳汁挤出，然后让照顾宝宝的人用奶瓶或杯子喂给宝宝。这个做法比给宝宝吃配方奶更好，因为婴儿配方奶并不能提供给宝宝母乳中含有的所有营养物质和提高免疫力的物质。同时配方奶也可能增加宝宝过敏的风险。此外，如果你不按时挤出乳汁的话，泌乳量也会减少。

最好等到宝宝2个月大时，再让他用奶瓶吃挤出的母乳。在宝宝3~4个星期大时，使用奶瓶可能使他拒绝乳头，也就是产生乳头

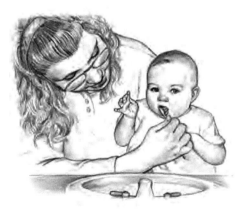

在宝宝吃奶后用软毛刷清洁他的口腔，
能预防他患龋齿。

混淆。在满月之后，他已经养成了直接吮吸乳头的习惯，同时对新的喂养方式也不会抵触。因此，你可以偶尔让他吃一吃装在奶瓶中的母乳，教会他在吮吸乳头与吮吸奶嘴之间自由切换。（然而，这种提前的准备工作并不是必须要做的，因为大多数母乳喂养的宝宝在需要的时候可以适应不同的喂养方法。在大多数情况下，他们可以在一个星期之内适应新状态。）

挤奶

一些妈妈对于如何挤奶感到十分忧虑。不过就像其他技能一样，挤奶也是一件熟能生巧的事情。你可以用手或手动吸奶器和电动吸奶器挤奶。对一些妈妈来说，徒手挤奶非常有挑战性，但这是最方便的第一选择，因为这不需要其他设备帮忙（当然，也不需要额外的花费）。在你有了排乳反射之后，你就可以在平时哺乳的时候尝试一下。你可以在用一侧乳房哺乳之后立即将另一侧乳房的乳汁用手挤出。如果你的伴侣或其他人可以帮忙的话，你也可以在哺乳的同时将另一侧乳房的乳汁挤出。在早晨醒来之后母乳最充足，这时你可以更轻松地挤出。

用手挤奶时，首先将你的手，尤其是指甲（最好剪短），用水和肥皂清洗干净（你也可以在挤奶之前洗个热水澡，或在乳房上敷一块干净温热的湿毛巾，来帮助你放松，刺激乳汁分泌）。然后，从乳房外围区域开始向乳头方向慢慢按摩，按摩的手法应该轻柔，不应引起乳房或邻近区域皮肤的不适。

下一步，在乳头下方放一个干净的杯子或罐子，以便乳汁不接触到你的手或乳房可以直接滴入其中。挤奶时，将大拇指放在乳头上方，食指、中指放在乳头下方（距离乳头约 2 厘米），开始按压胸壁，然后用这 3 根手指有节奏地轻轻挤压乳晕，直到乳汁流出或喷射出来。你要围绕乳晕旋转手指，保证不同部位的乳汁都可以顺利流出。避免直接挤压乳头或手指在乳房上滑动，因为这样做可能磨破皮肤。

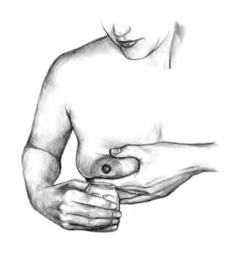

用手挤奶时，你要用大拇指和食指、中指有节奏地挤压乳晕。

将乳汁倒在干净、有盖的瓶子里，并放在冰箱里冷藏起来（关于储存母乳的更多信息请见第 178~179 页）。如果你这一次没有挤出乳汁，可以之后再试一次。但是，要记住排乳反射的形成需要一些时间，而且刚开始你可能需要半小时来充分排空两侧的乳房。多加练习，你还可以大大缩短这个时间，你能挤出的乳汁也会越来越多，也许从每次 30 毫升变成每次 150 毫升，甚至更多。

吸奶器

有了吸奶器的帮助，挤奶的过程会容易很多。

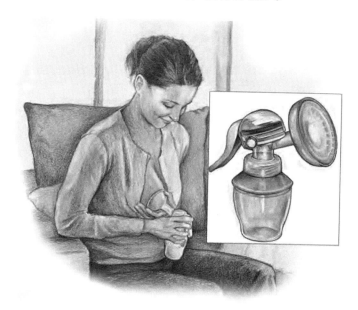

你会发现用吸奶器挤奶比用手挤奶容易很多，比如用这种按压式的吸奶器。

偶尔需要挤奶的妈妈还可以使用一种小型的、用电池供电的电动吸奶器。每天要上班的妈妈，以及因宝宝早产、生病或先天不足住院需要经常使用吸奶器的妈妈，都应该使用医疗级电动吸奶器，可以同时从两侧乳房挤出乳汁。你在购买吸奶器之前，可以向你的家庭医生或母乳喂养专家确认什么种类及品牌的产品最适合你。你也可以选择租一个吸奶器，没有必要买一个特别贵又超出你的需要的吸奶器。美国法规规定，保险公司必须向妇女提供吸奶器。你可以与保险公司联系，咨询获得吸奶器所需要的步骤。大多数州的医疗补助计划也会向妈妈们提供吸奶器。

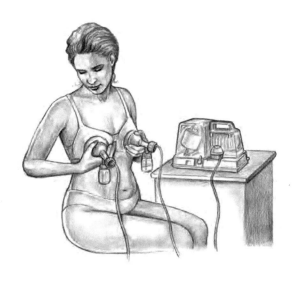

一种电动吸奶器可以让你同时从两侧乳房挤出乳汁，适合需要经常挤奶的妈妈，尤其适合宝宝住院的妈妈。

开始使用奶瓶

学会了如何挤奶之后，你就要开始教宝宝用奶瓶吃母乳了。许多妈妈发现，如果一开始是由其他人给宝宝奶瓶，并且不是在他经常吃奶的地方，那么这一过程就会简单很多（这样就没有什么熟悉的食物会提醒他寻找妈妈的乳房）。显然，现在是从你的丈夫及其他想照顾宝宝的亲人那里获得帮助的绝佳时机，你还可以让宝宝未来的看护人与宝宝建立喂养关系。

在刚开始的尝试中，你可以让看护人在宝宝正常吃完奶的1~2小时后用奶瓶给他喂15毫升左右的母乳，因为这时的宝宝对尝试新的喂养方式会感兴趣，但还没有饿至不安与烦躁。看护人的动作应该是平和的、令人安心的。另外，微笑的表情和柔和的声音也会让宝宝感到放松。刚开始，你也可以在宝宝的嘴唇或舌头上滴一点点味道熟悉的母乳，让他知道你在做什么，然后轻柔地、慢慢地将奶嘴送到他嘴边。你应该让宝宝学会自己吮吸送到嘴边的奶嘴，而不是把奶嘴抵到他的牙龈处。如果他看起来情绪低落或者过了 10 分钟还没有开始吮吸，那就结束这次尝试。与其因为用新的喂养方法而产生沮丧情绪，还不如保持良好的气氛，第二天继续尝试。

　　如果尝试了几天，宝宝还是抗拒用奶瓶，你可以试着换另外一种奶嘴或从奶瓶换成杯子（如果宝宝在使用安抚奶嘴，他会更喜欢与之接近的奶嘴。你可以多试几种类型的奶嘴，直到你找到他喜欢的那一种）。一些宝宝对于喂养方式很挑剔，但是一旦找到了他们喜欢的喂养方式，他们会很容易适应。你的宝宝也许会更偏爱小药杯或者学饮杯，不喜欢奶瓶。你要注意到宝宝的种种表现，并根据这些表现来做出反应，但是不要轻易放弃任何一种喂养用品，除非你已经尝试了几天。

　　当宝宝逐渐接受了替代的喂养方式，你就可以开始挤更多的乳汁。当宝宝在两次哺乳之间发出饥饿信号的时候，偶尔用奶瓶或杯子喂他。最后，你可以（或让其他人）偶尔用奶瓶或杯子给宝宝喂整顿的奶，时间就选在你以后会离开他的那个时间。用这种方法，你可以创造一种宝宝日后熟悉的日常模式，以便你在需要的时候可以用到。

速冻 "食品"

怎样储存并处理母乳？

为了保证挤出的母乳有益于宝宝的健康，你要遵循以下储藏和处理母乳的小贴士。

• 在挤奶或处理母乳之前要先洗手。

• 确保使用干净的容器来盛放母乳。可以使用带有螺旋盖的瓶子、有严实杯盖的硬质塑料杯或者储奶袋。不要使用普通的塑料袋，因为它们很容易裂开。不要用冰格储存母乳。

• 要尽快将乳汁冷藏。（乳汁可以在室温下保存至少 4 小时而不出现任何问题）。

• 对于住在家里的健康婴儿，要尽可能使用 24 小时之内的密封并冷藏的母乳。冷藏超过 4 天的母乳就要丢弃。对于住院的婴儿，要遵守医院关于母乳储存的规章制度。

• 如果 24 小时之内你没有打算使用母乳，要将母乳冷冻起来。母乳可在冷冻室中保存 9 个月而不变质。要将母乳储存到冷冻室的深处，也就是温度最低位置，而不是靠近冷冻室的门处。同时，尽量把冷冻室装满，以保持里面的温度达到最低。要记得给挤出的母乳标注好日期与时间。优先使用先存放的母乳。一些资料显示，尽管 6 个月后母乳中的脂肪可能开始发生一些分解，但是这对味道的影响比对质量的影响更大。

• 在每个容器内冷冻 60~120 毫升的母乳，这样可以避免母乳解冻过多而造成浪费。如果有需要的话，可以多解冻一份母乳。

- 如果容器内的母乳已经冻住，不要再往其中倒入新鲜母乳。

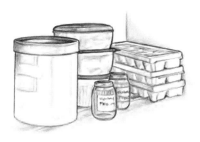

如果将母乳储存在 −18℃ 以下的冷冻室中，可以保存 12 个月之久。

- 冻母乳可以放在冰箱冷藏室里解冻，也可以放入一碗温水里解冻。

- 不要用微波炉加热母乳，因为这样加热不是很均匀。加热不均匀可能烫伤宝宝或影响母乳的质量。瓶子在微波炉中加热过久也可能爆炸。加热过度也会破坏母乳中重要的蛋白质和维生素。

- 冻母乳在冰箱中解冻后，必须在 24 小时之内吃完，否则就要扔掉。

- 母乳不要重复冷冻。

- 奶瓶里的母乳如果没有一次吃完，不要再次给宝宝吃。

6~12 个月的宝宝

母乳喂养是一个循序渐进的过程，宝宝会变得越来越独立自主，而你也会逐渐退出。在宝宝 6 个月大时，虽然他已经学会用奶瓶或杯子吃奶，你也开始离开他独自去一些地方，但是在营养方面你们两个仍然有着密切的联系：母乳仍然是宝宝的最佳营养来源，宝宝在母乳的帮助下才能更加茁壮地成长。宝宝在6~12个月大、开始吃各种各样辅食时，母乳仍然是他得到大多数必需营养的主要来源。宝宝会很喜欢尝试不同味道、不同口感的食物，但现阶段他尝试吃辅食仍然只是为未来做准备的一个练习过程。因此，一定要确保他可以一直得到足够的母乳，从而满足他的营养需求。

美国儿科学会建议宝宝在6个月左右开始添加辅食；如果父母有过敏家族史，则建议宝宝在添加辅食时避开常见的易引起过敏的食物（如牛奶、乳制品以及花生和其他坚果制品）。但是近来的研究发现，推迟添加某些食物反而增加了孩子出现食物过敏及吸入性过敏的风险。如果你有什么疑问，一定要和儿科医生讨论。如果宝宝不出现任何过敏反应，你可以先简单观察宝宝，看他是否对新鲜食物感兴趣，再逐渐地、一次一样地添加辅食。大一点儿的宝宝会表现出许多可以添加辅食的信号，比如不需过多的支撑就可以自己坐着，头部竖立得很好，试着从你的盘子里抓食物，在不饿的时候会扭开头拒绝吃食物等。如果宝宝在哺乳之后一直表现出饥饿的样子，他可能就是准备好要吃辅食了。宝宝的挺舌反射（会导致他嘴里的食物被推到外面）消失，也是他做好准备品尝辅食的一个标志。

大多数母乳喂养的宝宝在6个月开始，体内储存的铁开始减少，因此辅食的第一选择就是富含铁的食物。目前，建议在给母乳喂养的宝宝首批添加的辅食要包含肉类，如火鸡肉、鸡肉、牛肉。肉类是高质量蛋白质和铁、锌的良好来源，并且比谷物、水果、蔬菜等有更高的营养价值。含铁婴儿谷物（如米粉或麦片）也是一种不错

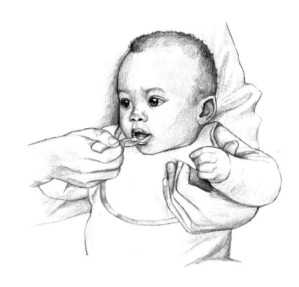

宝宝已准备好吃辅食。

的辅食。你要看一下婴儿谷物的配料表，确保它是单一成分的产品，也就是说，产品中只有米粉或麦片，不添加水果、牛奶、酸奶固形物或婴儿配方奶。这样可以减小宝宝在最开始食用米粉的时候发生食物过敏的概率。你可以用母乳、水或配方奶（如果你已经让宝宝开始吃配方奶的话）将米粉冲调成合适的糊状。当宝宝逐渐习惯了这个味道和口感，你可以把它冲调得稠些并增加喂食的量。

　　一旦你的宝宝习惯了这些新口味，你可以将辅食的范围逐渐扩大到苹果泥、梨子泥、桃子泥、香蕉泥或其他水果泥，以及一些蔬菜泥，比如胡萝卜泥、豌豆泥或红薯泥。每一次只给宝宝添加一种食物，等几天确保宝宝没有出现什么不良反应，再添加另一种。在你了解宝宝喜欢什么食物以及反感什么食物的过程中，你们之间的喂养关系会在哺乳之外产生更复杂的交流互动，当然这并不会替代之前的哺乳关系，而是给这段关系加上很有趣的小插曲。你要尽量让宝宝尝试各种各样的食物。研究显示，一些宝宝要多次尝试才会喜欢吃某种食物。妈妈的饮食在不断变化，母乳喂养的宝宝已经尝过不同味道的母乳，所以辅食通常会给他带来熟悉的味道。

宝宝刚开始尝试辅食的时候只需要几勺。因为这些食物只是母乳的辅助品而不是替代品。你最好在傍晚或晚上宝宝吃完奶后给他吃这些食物，因为这一时段你的泌乳量最少，而宝宝仍然很饿。

一些儿科医生会建议宝宝服用铁补充剂。如果是在医生允许的情况下，你要注意严格按照医生的处方给宝宝服用。家里的铁补充剂和维生素一定要放在宝宝拿不到的地方，因为宝宝服用过量会中毒。

随着宝宝吃的辅食越来越多，母乳喂养的次数也在逐渐减少。原本在婴儿期每 2~3 小时就要吃一次奶的宝宝，到了 1 岁的时候每天只需要吃 3~4 次奶（同时还有一些加餐）。如果你不想给宝宝断奶，就还在他想吃的时候喂奶，以保持母乳供应。如果宝宝对母乳的需求减少而导致你有些涨奶的话，为了减轻乳房不适，你或许偶尔需要挤出一些乳汁。逐渐地添加辅食能让你保持乳房舒服的状态，可以给你的身体足够的时间来适应宝宝变化的需求。经过几个月的时间，母乳供需关系将得到平稳的调整，你的乳房也不会有任何不适。

1 岁以上的宝宝

如果你在宝宝 1 岁之后继续母乳喂养，你可以默默地给自己鼓鼓掌，因为你已经给他提供了最好的营养。这时，宝宝已经能消化各种各样的辅食了，因此母乳在营养方面的作用已经不那么重要了。一些幼儿仍然吃一定量的母乳（因此，也摄入了其中含有的营养物质），而其他幼儿则吃很少的母乳，从一些其他途径获得所需的大部分的营养物质。当然，我们并不知道母乳的营养作用在何时可以完全忽视。但我们知道，在宝宝从婴儿向幼儿的过渡阶段中，母乳喂养是宝宝舒适感和安全感的来源，为宝宝自信、快乐、健康的成长打下良好的基础。因为这个原因，以及母乳喂养可以继续给宝宝带来的营养和免疫方面的益处，美国儿科学会建议，只要你和宝宝都愿意，在宝宝1岁以后可以继续母乳喂养。

开始自我管理的旅程

许多妈妈决定继续母乳喂养，是因为这样能够平复幼儿的情绪，让他知道父母在身边，在喧闹的世界里给他带来一丝安慰，妈妈们也对母乳喂养的力量与实用性深信不疑。而还有一些妈妈会担心在幼儿期还进行母乳喂养，可能妨碍宝宝学会用其他方法管理自己的情绪。事实上，幼儿在一天中需要不断获得情感上的慰藉。对幼儿来说，吃奶与使用安抚奶嘴和吮吸手指一样，可以有效地安慰他。

对待其他人的意见

美国的传统文化对母乳喂养的支持仍然是有限的。尽管在公共场所哺乳变得越来越常见，但这一行为仍然会激起一些无知人士的批评与反对。当你做出给宝宝哺乳多久的决定的时候，相比大家的意见，一个更有效的参考是宝宝吃奶的意愿及你自己的感受。毫无疑问，这些感受是和宝宝相连的。你觉得他过于依赖你的乳房以至干扰到了他在社交方面的成长了吗（就好比幼儿很依恋他的毯子，以致他都不能放下毯子去和别的小伙伴一起玩）？你担心他继续吃奶会让其他成人（比如看护人、幼儿园的老师或他生活中的其他成人）对他产生负面印象吗？你对给幼儿哺乳的矛盾想法会影响到你和宝宝之间的关系，让你感觉很勉强并不愿坚持了吗？如果以上这些问题的答案都是否定的话，那就没有理由断奶。

面对其他成人可能出现的惊讶和反对，选择继续给幼儿哺乳的妈妈有许多对策。一些妈妈会教宝宝一些暗语，让他们在想吃奶的时候使用（比如"咪咪"或"尼尼"），这样就可以让这件事变成两个人之间的秘密。一些妈妈会带宝宝到更私密的地方哺乳。不过，也有一些妈妈坚持在公开场合哺乳，也许是想让给幼儿哺乳这件事被大家接受。

当然总体来说，在美国，人们对母乳喂养的看法都在发生着积极的变化。因为有了父母群体和专业组织的支持，许多州已经颁布法律来保护妈妈哺乳的权利。事实上，在 2016 年，美国的 49 个州，包括哥伦比亚地区及美属维尔京群岛，已经通过了允许妈妈在公共场所和私人场所哺乳的法律。这些法律都声明，只要女性与她的孩子合法地待在一起，无论在哪里她都有哺乳的权利。立法保证了妈妈哺乳的权利，这不仅对长时间为照顾宝宝而发愁的妈妈来说是一件好事，而且对宝宝来说，他可以得到最好的营养、安抚和爱。除此之外，有一些立法还保障了职场妈妈在工作场所挤奶的权利。

该轮到我了！

在孕期以及哺乳期照顾大孩子

在哺乳期怀孕的妈妈都在考虑能否在孕期以及新宝宝出生后还继续照顾家里的大孩子。要回答这两个问题，我们需要考虑一些条件。这些条件包括你的病史、家里大孩子的反应、你自己的感受以及你的母乳供应。如果你之前有过流产史或早产史，就应该与产科医生随时保持联系。当出现子宫收缩的情况时，你要立即告诉医生，因为哺乳时孩子对乳头的刺激也会增加早产的风险。大多数情况下你不必过分担心，但还是要对你身体发出的一些信号保持敏感。在怀孕的最初几个月里，你的泌乳量会出现不同程度的减少，并且乳汁的味道也会发生变化。这些变化中的任何一个都会导致宝宝抗拒你的乳汁，并最终自然断奶。如果你感觉乳头过于敏感或身体不适，你也可以给宝宝断奶。怀孕与母乳喂养都需要额外的热量，如果你要继续母乳喂养，那么在为小婴儿诞生做准备的同时要时刻关注着自己的饮食情况，也要得到充分的休息。在一些情况下，手足哺乳可以减轻大孩子适应新生活的压力。你要向大孩子说明你仍然想保持亲密的关系，你也可以在孩子们同时在你周围时，用哺乳给他们安慰，这样看来照顾这些孩子这件事似乎变得更容易了。不过，手足哺乳会比单纯照顾一个孩子花费更多的精力。目前来说，小婴儿的需求是头等重要的。你的小婴儿比大孩子更迫切地需要你的初乳（随着小婴儿的出生，你分泌的乳汁也会回归到初乳，并经历第二章提到的那些过程）以及你提供给他的免疫力。为了保证小婴儿可以得到足够多的母乳，应该在给大孩子哺乳之前给小婴儿哺乳，并优先满足小婴儿的需求。1岁以上的幼儿可以通过辅食来填补母乳量缺少带来的营养缺口。在照顾小婴儿和大孩子的时候，你要经常洗手，防止细菌在孩子之间传播。

谢谢，我们很好：由你决定什么对你的宝宝最好

最后，母乳喂养该进行多久的这个决定权在你，当然，你也需要宝宝的协助。这种喂养关系是一种独一无二的联系，在理想状态下也应该得到你的丈夫和其他家人的支持。因此，无论是在宝宝6个月时还是3岁时结束哺乳，这都是你个人的选择。你要相信自己的直觉，并且选择对你和宝宝来说最好的方案。

问&答

我应该做出什么改变？

问：从宝宝出生之后我就一直进行纯母乳喂养，认为只要我一直这样做就不会再次怀孕。现在我的宝宝已经6个月了，他开始在母乳之外吃米粉等辅食。现在没有进行纯母乳喂养的话，我有可能怀孕吗？

答：正如我们在第六章中提到的，如果你纯母乳喂养的话，

只要你的月经还没有恢复，并且宝宝不满 6 个月，那么母乳喂养是一个效果很好的避孕方式。一旦宝宝 6 个月以上并且开始吃一些辅食，把母乳喂养当作避孕措施就不那么可靠了。如果你现在不想怀孕，你要考虑采取什么样的避孕措施，最好向妇科医生咨询。但一般来说，避孕套、避孕膜、子宫帽或杀精剂，都是哺乳妈妈首选的一些避孕措施，因为它们对乳汁分泌的干扰很小。在开始的这个阶段服用小剂量的避孕药应该不会对你的乳汁分泌产生很严重的影响。在稳定的母乳供应规律形成之后，你可以采用注射激素（比如甲羟孕酮）的方法来避孕。

问：我的宝宝 9 个月大，在几个月之前他开始吃辅食。最近在他的尿布上出现了一些奇怪的红色黏稠物质。我应该带他去看医生吗？

答：因为宝宝现在尝试吃各种新食物，他的大便可能看起来和纯母乳喂养时期排出的黄色软膏状大便不一样，看起来和闻起来更像成人的大便。有时他的尿布中也可能出现一些未消化或消化不彻底的物质。宝宝通常不会真的咀嚼食物。他们只会用牙床咬一咬食物然后一股脑吞下去，因此当他们吃一些软的、小块的水果和蔬菜的时候，你可以在他们的大便里直接看到它们。宝宝添加了辅食之后，他的排便频率也会发生变化。所有的这些都是正常的发育情况，如果你还是担心，可以咨询儿科医生。

问：母乳喂养的宝宝能偶尔喝一些果汁吗？

答：美国儿科学会不建议给 1 岁以下的儿童喝果汁。在宝宝

1 岁之后，你可以偶尔给宝宝喝少量的含维生素 C 的 100% 果汁。只要果汁是作为辅食添加，而不是母乳的替代品就可以。果汁只能提供极少量的母乳所含的营养物质。如果你的宝宝只喝果汁就喝饱了，那么他之后可能出现营养不良的情况。美国儿科学会建议，1~3 岁的孩子每天喝果汁不要超过 120 毫升。不应该在幼儿睡前给其喝果汁，以防止蛀牙。对幼儿来说，水果能提供更多的营养和纤维，比果汁更健康。

问：我在宝宝 9 个月大的时候教会他用杯子了，几个星期之后他就完全失去了吃奶的兴趣。我做错了吗？

答：不管宝宝有没有学会用杯子，一些宝宝的确会在 9~12 个月大时对母乳失去兴趣。你要理解，他并不是在拒绝你，这只是孩子开始长大的一个标志。如果你愿意的话，你可以继续把母乳挤到杯子里给他喝。他想"像一个大孩子一样"把自己喂饱，并不意味着他要放弃你给他提供的有价值的营养物质。即使白天他不再吃奶，你还是可以在清晨和夜间哺乳。

第十章

和宝宝分离

·关键点·

– 职场妈妈也可以继续进行母乳喂养，关键是要有创造性和灵活性。

– 在宝宝出生之前，妈妈就应该开始考虑如何平衡母乳喂养和工作、学习。

– 美国政府和许多州都出台了相关规定来支持那些进行母乳喂养的母亲。

– 一个质量好的吸奶器是妈妈在外出工作时保证母乳供应的关键。

– 美国运输安全管理局为如何在航空旅行中使用吸奶器或运输母乳提供了特别指导。

在最初的几个月里，你和宝宝已经养成了一个舒适、愉悦的日常生活习惯。现在，你的产假即将结束，你会担心在重返职场的时候如何与你的小宝宝告别。当然，你还没有准备断奶，宝宝还要继续从你的乳汁中获得重要的营养物质。但你想知道你能否有私密的空间、空闲的时间、充沛的精力和相关的支持服务来保证你的母乳供应。

决定离家工作或者返回学校的妈妈，大多都担心她们能否从领导、同事、老师和学校的管理部门那里得到足够的支持，并且担心她们能不能挤出时间与精力来挤奶。在工作地点或学校挤奶，妈妈会感觉到和宝宝能继续保持密切的联系，并且可以在工作和学习之余继续哺乳。对公司来说，哺乳妈妈很少会因为孩子生病请假，她们也是令人满意的员工，因为她们更可能忠心地为公司工作。然而，这样一个将工作和母乳喂养结合起来的想法对许多老板来说还是个新鲜事。如果你想继续母乳喂养，应该让你的领导、你的宝宝和你自己都要做好准备。这样，有了这样一个强大的支持团队，不管中途遇到什么样的暂时挑战，你都会保持积极的心态。

重返职场后，我该怎么哺乳？

理论上，你应该在生孩子前就为以后作为哺乳妈妈重返职场做准备。在怀孕期间，你要及时向你的领导或公司的人力资源部门咨询公司的相关政策和以前的母乳喂养的员工回来继续工作的情况。通常需要注意的事情可能包括以下几点：工作时间是否灵活，产假能否延长，单位是否有托儿服务（这样妈妈就可以抽出一些较短的时间哺乳），是否可以在办公室给宝宝哺乳，公司是否会提供一些私密空间和休息时间以供哺乳妈妈挤奶等。

目前的美国法规规定，公司必须给哺乳妈妈提供"合理的休息时间"和一个私密空间（卫生间除外）来挤奶，直到该员工的孩子满 12 个月。50 人以下的公司也应该遵守相关法规，除非公司证明这样做会给公司带来极大的不便或产生高昂的费用。

除此之外，许多州也通过了一些法律法规保护哺乳妈妈在职场的权利。例如，在纽约，公司必须依法给哺乳妈妈提供场所与时间来哺乳或挤奶。而在其他地方，越来越多的公司会主动给哺乳妈妈提供单独的房间用于哺乳或挤奶，甚至允许妈妈把宝宝带到工作地点哺乳。规模大一些的公司则会在公司给哺乳妈妈放置一个或多个电动吸奶器，并出售或发给每个妈妈一套个人用的配件。还有一些公司会请母乳喂养专家来举办讲座，并教妈妈如何使用吸奶器，以便她们在工作的同时保持自己的乳汁分泌。总之，你可能对众多的服务感到惊讶。你可以与公司里其他有母乳喂养经验的妈妈交流一下，询问她们是如何安排时间的。如果公司以前没有给哺乳妈妈提供这么多的便利服务，也许你和其他关心此事的员工能够自发帮助公司建立母乳喂养支持服务。

　　但也有一些其他情况，比如你们公司可能没有关于哺乳妈妈在工作时哺乳或挤奶的相关规定。如果是这样，你可能需要同领导谈谈你的要求，确保在你返回工作岗位后需要挤奶时能获得公司的一些帮助。如果你在沟通之前对所有的问题都有了一个比较明确的解决方案，那么沟通的成功率会很高。你可以提前物色一个私密的、较安静的场所，以便你哺乳或挤奶。理想的母乳喂养室应该有：一个水槽——可以洗手并清洗吸奶器的配件，一把舒服的椅子，一张供挤奶时使用的圆桌或书桌，插座，可以储存乳汁的冰箱。另外，门上最好带有门锁（你还需要一个冰包，最好是带肩带的那种。冰包里面装有冰袋，便于你在回家的路上冷藏乳汁）。

　　当然，很多妈妈在单位挤奶或哺乳的条件没那么优越。如果你有一间独立的办公室，你可以在办公室放一台小冰箱（买一个全新的或者以较便宜的价格租一个都行），然后在洗手间把手和吸奶器的配件都清洗干净（下班之后要把吸奶器的配件带回家彻底清洗）。经公司批准后，你也可以在储藏室或其他空房间放一张桌子、一把椅子和一台冰箱，把它布置成一间简易的母乳喂养室。如果门没有门锁的话，你可以在门把手上挂一个"请勿打扰"的牌子。如果没有冰箱可用，你也可以把乳汁储存到有冰袋的冰包里，一回到家就把乳汁放到冰箱冷藏或冷冻。

　　你一定也考虑过该如何在工作日安排时间来挤奶或哺乳。你一般需要每隔3~4小时挤一次奶，通常是在宝宝平时吃奶的时间，每次时长15~20分钟。不过在刚开始挤奶时，你应该多安排一点儿时间，以适应全新的状况（压力越小，挤奶就会越轻松）。正常的员工休息时间和午餐时间可以给你提供所需要的时间。如果你觉得一些时间安排可能有问题，会影响同事，你应该提出一些解决方法并努力得到同事的支持。最好可以取得一起工作的其他哺乳妈妈的理解和帮助，向她们说明你不会耽误正常工作。只要同事确认了这一点，并

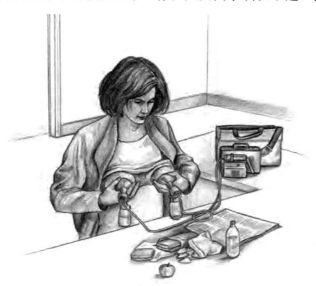

对想在上班时挤奶的妈妈来说，一间个人办公室或专门的母乳喂养室是最理想的。

且看到了你的诚意，他们都会在这一特殊时期答应你的要求。

在和领导沟通的时候，你要简明扼要地将计划罗列出来，可以向他说明你已经就休息时间的问题和同事们达成了一致。如果你了解在公司挤奶或哺乳的其他妈妈的情况，可以提及她们的经历来证明你的解决方法以及要求都是合理的。你也可以提供一些母乳喂养对于妈妈、宝宝和工作带来的好处。你能在美国母乳喂养委员会、美国儿科学会以及国际母乳会的网站上找到相关信息。大多数公司都不会拒绝哺乳妈妈的这一特殊要求，并愿意给她们提供私人空间以及休息时间。一旦你和领导关于母乳喂养的问题达成了一致，要以备忘录的形式将它写下来请领导签字并留一份副本，这样做可以避免你以后工作中出现混乱与冲突。

美国卫生与公众服务部妇女健康办公室目前有一个项目，主要是调查哺乳妈妈的工作情况，目的是向公司宣传在工作场所给哺乳妈妈提供支持所带来的好处。母乳喂养工作实例网站上也有一些关于员工与公司之间建立哺乳友好型工作场所的信息，以及社区中对母乳喂养的帮助服务。它还提供了一些有关公司经济效益的案例与数据，或者也可以说"投资带来的回报"。主要内容如下。

- 给宝宝吃配方奶的妈妈的请假次数是哺乳妈妈的 2 倍，因为前者的宝宝更容易生病。
- 有哺乳支持政策的公司的员工留任比例是 94.2%，而没有哺乳支持政策的公司的这一比例只有 59%。
- 公司在哺乳支持项目上花 1 美元，就可以节约 3 美元的成本。

支持母乳喂养的资料都可以在母乳喂养工作实例网站找到，为公司和员工提供的创新性解决方案有美国政府的授权，大多数的州都会用这个网站的信息向公司进行培训。

宝宝出生之后

即使你在休产假之前还没有做好边工作边哺乳的准备，在重返职场之前再做准备也是来得及的，但你一定要把前面提到的那些事情和你的领导商量一下。而在沟通中，你一定要重申你会努力工作的决心，并指出在特定的场所和时间挤奶，有助于你保持工作效率。如果你遭到了拒绝，也可以在午餐时间或规定的茶歇时间，以及上班前和下班后安排一些时间挤奶。你可以在有门锁的办公室里或一间不用的空房间挤奶，也可以在女性休息室里挤奶。在洗手间挤奶应该是最无奈的选择了，因为这个地点缺少隐私，卫生问题值得担忧，并且从审美上讲卫生间的环境并不是很令人愉悦，因此不建议在这里挤奶。

如果你因为挤奶而面临丢掉工作的风险，那么你有以下几种选择。先和你的领导或者公司的人力资源部门说明你现在的情况。同时，你要从儿科医生、母乳喂养专家或国际母乳会（见第三章）那里拿到一些支持你的做法的资料与证据，如果有需要的话你还可以请一位有相关经验的律师来帮助你。你也可以向公司出示美国劳工部颁布的支持返回工作场所的女性进行母乳喂养的相关规定。一般来说，你可以通过劳工部的网站进行在线投诉。不过，你最好用沟通来解决问题，这样做会比支付一系列法律诉讼费用要好得多。如果你能够保持积极乐观的心态，并运用具有说服力的医学知识，那你就会消除其他人的抵触情绪。

返回学校

年轻的妈妈如果决定在母乳喂养的同时接着去上学，可以采取和工作的妈妈相似的方法。你要和你的辅导员、信任的老师、女院长或其他管理老师交流一下，向他们讲明你准备继续母乳喂养的意愿。你要了解学校是否有托儿服务。如果没有的话，你要询问辅导员附近有没有其他学校可以给有孩子的学生提供托儿及其他相关服务。辅导员可能给你推荐一些适合父母参与的课程、同侪顾问以及国际母乳会的联系方式，在你上学的同时支持你进行母乳喂养。你也要为发现或创建一个可以挤奶的适宜环境而寻求帮助。这是为了你自己，也是为了其他进行母乳喂养的学生。同样，你最好在心里已经有了一个确定的想法之后，再去联系学校的管理人员，而不是寄希望于他人帮你安排好地点和时间。如果你可以提供一个清晰、易于实施的母乳喂养计划，你向一个学生妈妈的生活过渡会更平稳。

选择看护人

一旦你决定重返职场，那你就该开始考虑在工作时谁来照顾你的孩子。如果你可以在工作场所及附近的地方找到托儿所，你就可以在工作间歇来看望宝宝并哺乳了。无论你是计划在工作时间给孩子哺乳，还是让看护人给孩子用奶瓶喂母乳，你都要选择一个支持母乳喂养的托儿所或看护人，并且确保他们可以按照你的意愿喂养宝宝。你要提前和他们确认好一些问题，比如宝宝如果拒绝用杯子或奶瓶该如何处理，如果你能很快回来看宝宝该不该推迟喂奶时间。你要确认你和看护人在原则问题（见第197页）上的看法基本一致。

你在正式上班之前，至少让看护人有一次单独照顾宝宝几小时的经历，并且还要让她尝试用奶瓶喂母乳。这样，你会发现以后可能出现的一些问题。

万物皆有时

根据宝宝的需要来调整时间表

要想成功地将工作或学习与母乳喂养相结合，你就要在个人条件允许的情况下改变时间安排。如果产假可以延长，你就能有更多的时间来形成母乳喂养规律。你能全天陪伴宝宝的时间越长越好，因此你尽量申请延长产假。上班后，你也许可以尝试每星期有一两天把工作拿回家来做，甚至彻底改成在家工作。也许你在刚开始可以花少量时间在工作或学习上，然后在接下来的几个星期及几个月里逐渐增加在工作或学习上的时间（兼职的妈妈会比全职的妈妈哺乳持续的时间更长）。一些哺乳的妈妈还会将自己的工作分给同事，以便在家可以待更久。

你不要想当然地认为公司一定会拒绝这样的要求。近年来，居家办公变得越来越流行。此外，有一小部分公司会允许不满 6 个月的婴儿与哺乳期的母亲一起到工作场所，这种公司越来越常见了。许多公司认为，给母乳喂养的员工足够的支持事实上可以给公司带来长期效益，也可以提升士气（增大员工留任的概率），并减少再次培训员工的成本。公司里其他母乳喂养的女员工可能已经享受过这样的福利了，如果你不问的话，你很可能错过这样一个对你和宝宝来说都绝佳的机会。

如果……你会怎么做？

一些问看护人的问题

一旦孩子与看护人熟悉，父母就不愿意更换看护人。为了保证你选择的看护人对你和宝宝来说都比较合适（她可以在你工作的同时帮助你们维持母乳喂养关系），你要提前向她询问如下问题。

- 是否愿意将你挤出的乳汁喂给宝宝？

- 如何处理并储存母乳？

- 宝宝用奶瓶吃奶时更喜欢被怎样抱着？

- 如果宝宝拒绝使用奶瓶，该怎样处理？

- 宝宝不开心时如何安慰他？

- 如果你能很快回来给孩子哺乳，她是否觉得推迟一次人工喂养不妥？

- 如果你接孩子迟到了怎么办？

- 宝宝吃饭、睡觉、排便以及其他行为的特点？

一个可调整的组合：乳房、吸奶器以及奶瓶

现在你要重返工作岗位，是时候让自己和宝宝做好各种准备了。在第九章你了解到用手或手动吸奶器和电动吸奶器挤奶。对经常在外工作的妈妈来说，优质的电动吸奶器是一个更有效、更实用的工具。医疗级双边吸奶器可以让你同时从两侧乳房挤出乳汁。如果你

需要短时间完成挤奶，这当然是一个最好的选择。一般来说，这种吸奶器对于保持良好的母乳供应效果最好。

作为妇女预防性服务的一部分，保险公司会为妈妈免费提供一个吸奶器。在怀孕期间，请联系你的保险公司，看看需要通过哪些步骤来获得吸奶器。不同保险公司有不同的吸奶器获取步骤，并且提供的吸奶器的服务也有很大差别：有些公司可以在婴儿出生前提供一个吸奶器；有些公司则可能需要妈妈先提供医生开的处方才能提供吸奶器，有些则可能需要由合作的医疗设备公司提供。一些保险公司会提供电动吸奶器，还有一些公司提供手动吸奶器。如果你准备重返工作岗位，最好在分娩前了解如何获得吸奶器。

电动吸奶器通常比手动吸奶器效果更好。如果保险公司不提供电动吸奶器，你可以从医院或医疗用品商店租借，也可以在销售母婴用品的商店或网上购买。你要确保所有接触到皮肤及母乳的吸奶器的配件都可以拆卸、清洗。否则，吸奶器会变成细菌的温床，母乳对宝宝来说也会变得十分危险。一些妈妈会在办公室另外放置一套干净的吸奶器的配件，这样可以省去很多麻烦，也可以在前一天晚上忘记清洗家里的配件时拿来用。

最初使用电动吸奶器在两侧乳房同时挤奶时，你感觉并不是很轻松，但是多加练习你总会掌握使用它的技巧。练习使用吸奶器的最佳时间是在清晨结束一次哺乳之后，因为这时你的排乳反射已经形成，而体内还剩余了一些乳汁没有排出。至少在外出工作的两个星期前就开始练习，如果条件允许的话每天至少练习一次，你还可以将挤出的母乳冷冻起来以便日后使用（关于如何安全地处理和储存母乳请见第九章）。要储存尽可能多的母乳，至少足够宝宝在你开始工作后的前几天吃，你还可以多准备一些以防开始工作后的前几个星期发生一些意外（母乳洒了、工作时错过了挤奶时间、宝宝的食量突然增加等）。将你乳房内剩余的乳汁用吸奶器有规律地挤出，不仅会使你的泌乳量维持一个较高的水平，也让你的身体对吸奶器的刺激做出反应，形成排乳反射。许多妈妈会发现，在这一时期每天至少使用一次吸奶器，可以让他们在重返职场时增添更多自信。

在第九章我们介绍了几种帮助宝宝适应奶瓶或杯子的方法。你在外出工作之前要尽早让宝宝开始练习，这样可以帮助你和宝宝更好地适应这一转变。不过，就算你在一星期之前才开始准备，宝宝还是有可能很好地适应这一转变。如果你已经选择了合适的看护人，那么这些喂养练习会是看护人和宝宝熟悉彼此的很好的途径。如果可能的话，你最好在宝宝至少 3~4 个星期大的时候才开始尝试外出工作，以确保你形成了良好的母乳供应。

在工作中挤奶

对你来说，不考虑母乳喂养的时间安排，只是重新适应先前的工作节奏也足够有挑战性。幸运的是，为了这个全新的状况，你已经在宝宝、看护人、同事，还有自己身上做了足够的工作，因此你一定可以尽你所能让这个转变得以顺利进行。在周三或周四上班可以让所有人更好地适应这一变化，因为这让你在开始整整一星期的工作之前有两三天的试验时间。每一天你都要提前计划好要带的物品。许多女性会在前一天晚上把所需的东西都准备好。你要准备吸奶器、上下班途中冷藏母乳的冰包、保证你精力充沛的午餐与零食，可能还需要多带一些防溢乳垫，并在包里装一件干净上衣，以防乳汁溢出弄脏衣服。

在重新开始上班的第一天，你要向你的领导报到，使他想起你们之前关于母乳喂养安排所达成的一致意见，并确认挤奶的地方是否依旧可用（如果可能的话，你要在休产假期间就回来确认并最终做好安排，这将在忙碌的第一天里稍微减轻你的压力）。当你在单位初次挤奶时，要尽量放松并暂时忘掉房间外的那些人。任何压力都会使你的排乳反射延迟并减少你的泌乳量，这样更会推迟你返回去工作的时间。在使用吸奶器的同时，你最好不要做案头工作、使用电脑或打电话。你可以想一想你的宝宝，他喝到你的乳汁时会多么开心，对他来说你的乳汁有多少的益处。这样可以帮助你放松并保证乳汁顺畅流出。对一些妈妈来说，看着宝宝的照片，甚至听到宝宝啼哭，或者在手机上观看宝宝的视频都会很管用。

在你适应新生活的同时，你也会学到把挤奶的时间整合到全天时间安排里的方法。如果你的同事看到你在每天挤奶的同时，仍然和他们保持同样的工作效率，那他们就更习惯你每天短暂离开一到三次。如果你在开一个会，但会议时间太长打断了你的挤奶时间安排，你要学会如何小心地从一个会议中偷偷溜出来（比如其他同事去卫生间时）。当你身边有了支持你并富有同情心的朋友们，你会更容易应对一些混乱状况，比如裙子上有奶渍，挤奶过程被打断。

你在工作中挤奶时，还要注意挤出了多少。对工作的哺乳妈妈来说，母乳的分泌量锐减是一个常见问题，这通常是由于减少挤奶次数或挤奶时间不够长导致的。另外，你挤出的奶可能不如宝宝直接吮吸乳头吃到的多。为了增加泌乳量，即使乳汁不再流出，你每次单侧挤奶的时间也要持续至少 10 分钟，还要增加挤奶的次数。当你回到家和宝宝在一起的时候，你可以每隔 2~3 小时就哺乳。如果他整晚都在睡觉，在你睡前你要把他叫起来额外喂一次。到了周末你就可以继续哺乳了，宝宝可以想吃就吃。一旦你的泌乳量再次提高，你就要摄入足够的液体，充分休息，在挤奶的间歇尽可能放松，来维持这一泌乳量。你要明白，相比于你和宝宝形成的长期的母乳喂养关系，压缩挤奶时间而提前回来工作的做法得不偿失。如果这些建议没有什么实际效果，你要联系儿科医生或母乳喂养专家来获得额外的建议。

改变你的时间安排

许多女性会逐渐调整家里的哺乳时间安排，以减少在工作时间使用吸奶器的次数。一些宝宝会乐意在夜间加餐，来弥补白天错过的一两顿奶。这样对妈妈来说每天就可以少用一次吸奶器（对一些喜欢晚上和宝宝一起睡觉的妈妈来说，这一点尤其适用。你可以把宝宝放在床边的摇篮里，以便宝宝在没完全清醒的时候也可以吃奶）。另一些妈妈发现，到了宝宝 6 个月大的时候，上班前哺乳一次，中午给宝宝一瓶提前准备好的母乳，下班回家后哺乳一次，对宝宝来说就足够了。对一些已经形成良好的母乳供应的妈妈来说，相比于工作日，在周末她们可以挤出更多的母乳，这样就可以储备一些乳汁。这意味着妈妈在工作时就可以减少挤奶的次数。在你对初始的喂养规律做不同调整的时候，你会找到解决供需挑战的最佳解决方案。如果你在工作日并不挤奶，或者你长时间不挤奶，你会注意到随着时间流逝，你分泌的乳汁会越来越少。

随着宝宝在 6 个月大后开始吃辅食，你会减少工作时间内挤奶的次数。一些妈妈会选择用配方奶或辅食来代替一顿或多顿母乳，这样就能减少工作时的挤奶次数。不过，如果你这样做的话，注意要循序渐进地改变，避免涨奶可能引起的不适和母乳供应的失衡。在一个星期之内，你可以逐渐减少某个时间段的挤奶量，最后你只是为减轻不适感并防止乳汁溢出而挤奶。你也可以继续将挤出的乳汁收集并储存下来，冷冻起来以便日后使用。在这一个星期过去之后，你就会适应每天挤奶次数的减少了。

到了宝宝 1 岁的时候，你可能已经完全不需要在工作时挤奶了，只有宝宝在你身边时才哺乳。当你不在他身边的时候，你还会让看护人给他喝水、牛奶或果汁。回想一下，你也许会发现使用吸奶器的时间其实并不长。当然，为了宝宝可以得到几个月的母乳喂养的好处，这些努力都是值得的。

带着吸奶器去旅行

如果你是一位正在进行母乳喂养的妈妈，商务出差对你来说将是一个特殊的挑战，你将不得不离开宝宝去外地出差。带上你的吸奶器有利于缓解不适和涨奶。针对航空旅行，运输安全管理局对有孩子的家庭提供了特别指导。母乳和婴儿配方奶粉都不受 3-1-1 液体规则的限制，因此有孩子的家庭可以用冰袋或凝胶敷包来使母乳保持低温。你应该为安检留出足够的时间。你可以要求工作人员换上干净手套来检查你的吸奶器或挤出的乳汁。

得到家庭成员的支持

没有人能够与外界隔绝，尤其是新手妈妈。你会发现如果有了家人、朋友和专家的支持，将母乳喂养和工作结合起来会容易得多。事实上，一些妈妈选择在孩子 6 个月之前就停止母乳喂养，最常见的原因之一就是缺乏相应的支持。你的丈夫可以在你准备外出工作的时候，帮助宝宝学会使用奶瓶或杯子、从看护人那里接送孩子（或者如果条件允许的话，他可以自己照顾孩子），以及在你下班后给你和宝宝安排一个安静不受打扰的"重聚时间"，并对你边工作边哺乳的决定表示支持。你可以把一些家务交给你的丈夫来处理，这样你就可以在适应新的时间安排的同时，有更多的时间在家哺乳或得到充分的休息。

你的亲戚和朋友都可以听你倾诉，同时他们也会向你分享他们自己的相关经验和小窍门，并向你推荐附近的一些有用的支持机构、项目或其他信息来源。儿科医生、母乳喂养专家和其他专家都可以根据你的需求向你推荐合适的吸奶器，帮你掌握挤奶的技巧，并就如何让宝宝更容易适应新的喂养规律给出建议。为了职场妈妈而建立的社区母乳喂养支持团体，也会给你提供一些宝贵的方法，并帮你坚定继续哺乳的想法。如果你的宝宝有一个支持母乳喂养的看护人，她的帮助和鼓励也非常重要。同时，你也不要忘了在这一时期得到充分的休息，摄入足够的液体，并给自己留一些私人时间。

问&答

我还可以继续哺乳吗？

问：我的老板和同事都非常支持我母乳喂养的决定，但奇怪的是，我的丈夫不是很理解这一决定。我们现在已经储存了满满一个冷冻室的母乳，我在家的时候，他一直说"我来用奶瓶喂孩子吧"，而不是让我直接给孩子哺乳。家人一直告诉我哺乳太麻烦了不值得，这真的让我感觉很受挫。我应该怎样获得他的支持呢？

答：你的丈夫也许还没有明白哺乳在维持母乳分泌上所起的作用，也没有意识到哺乳可以给孩子带来的亲密感与安全感。他的所作所为也许是因为宝宝变成了你生活的中心，而引起的无知的嫉妒心。你要理解他的想法，但也要跟他说明你选择母乳喂养的原因。虽然很多人喜欢用奶瓶喂养宝宝，但是与真实的哺乳相比，它并不是一个理想的替代方式，同时没有了频繁地哺乳，你的乳汁分泌很快就会减少。你可以提醒他哺乳对于哄宝宝睡觉多么有效。你也可以多花一些时间和精力在丈夫身上，让他没有那么难过，感觉到自己也是这个家的一分子。

问：我为了返回工作岗位做了认真的准备，但在我开始工作后的第四个星期，我们家6个月大的宝宝现在已经完全失去了吮吸妈妈乳头的兴趣。我该做些什么？

答：一些宝宝，尤其是6个月以上的宝宝，确实会在适应奶瓶的过程中逐渐失去吮吸妈妈乳头的兴趣。而这种兴趣的丧失则会进一步导致妈妈的泌乳量下降。为了纠正这一问题，你要坚持频繁哺乳，并一定在他需要的时候哺乳，这样可以安慰他，平复他的情绪，同时也可以给他足够的营养。你可以选择在一个安静、昏暗、打扰比较少的地方哺乳。你也可以增加夜间的哺乳次数。如果宝宝在吃奶时只吃了几口，你可以将乳房内剩余的乳汁挤出来，以提高泌乳量。然而你要知道，一些大一点儿的宝宝实际上会在这个时候开始自然的断奶过程。如果到目前为止你的宝宝一直都在接受母乳喂养，你就已经给宝宝提供了最好的营养了。

问：当妈妈因离婚、分居或其他安排而与宝宝分离时，妈妈是否可以保持母乳喂养？

答：一个完整的家庭和父母双方共同的照顾、养育对孩子的成长更加有利。但总有不尽如人意的情况出现。对那些一天到晚都只吃母乳的小宝宝来说，最理想的情况是让他与妈妈待在一起，爸爸则在不影响正常喂养的情况下于白天探视。在父母短期分居的情况下，宝宝可以吃挤出来的母乳。如果妈妈因为没有监护权而与孩子长期分离，会面临涨奶和感染的风险，这种监护权安排影响母乳喂养的宝宝，并且不利于母乳喂养的持续。理想情况下，父母双方应该将孩子的利益置于自己的利益之上，一起商定一个育儿安排，共同抚养孩子。如果将监护权问题交由法院决定，那么法官在作出裁定之前，要了解母乳喂养的重要性，以及母子分离对母乳喂养和宝宝成长的不利影响。婴儿配方奶粉不应作为纯母乳的等价物喂给宝宝。

工作与母乳喂养：良好的日常安排

如果你需要出差，或者你的工作非常忙，你要安排好时间，以便在工作的同时还能母乳喂养。在刚开始工作时，你要找到一个合适的看护人，孩子要开始吃辅食并学会用杯子喝东西，你的丈夫也要重新安排时间适应新生活。也许孩子的奶奶或外婆会过来帮忙。但现在，在办公室挤奶也许变成一件轻而易举的小事了。

努力在工作中坚持母乳喂养，这有利于保持你与宝宝之间的情感联系。你做出的这些努力还会使你在工作与家庭两方面收获新的自信。

第十一章

给爸爸的话

·关键点·

- 丈夫的支持是妻子决定母乳喂养并能够坚持下去的最重要的因素之一。
- 母乳喂养使母亲和宝宝更加健康。
- 父母双方不同但互补的教养方式可以让宝宝终身受益。
- 并非所有的养育都涉及哺乳。随着宝宝的成长，父亲也可以参与喂养。
- 频繁的、早期的、直接的哺乳是确保良好乳汁供应的最佳方式。

作为爸爸，在宝宝出生后你会开始思考你在家里扮演什么样的角色。你的妻子会在宝宝半夜哭闹的时候照顾他，用哺乳的方式给他提供营养和情感支持。如果你的妻子在家休产假，她应该就是这几个星期或这几个月来宝宝的第一看护人。对于妻子可以这样无私、富有爱心地照顾宝宝，你感到很吃惊。对于她为了母乳喂养做出的那些努力，你也很高兴。不过有时候，你也会情不自禁地想：什么时候轮到我在照顾孩子这件事上大显身手呢？我到底都该做些什么呢？

现在是一家三口

在新手妈妈适应着宝宝看护人这一角色的时候，你应该对她的情绪变化多加注意。但是作为孩子的爸爸，你也会因为刚刚升级做爸爸而感到欣喜若狂，甚至筋疲力尽，或许还夹杂着迷茫、担心、不知所措。当妻子哺乳时，你可能觉得自己被排除在外，尤其是在妻子和宝宝专注于形成喂养和安抚规律时。然而，与妈妈的紧密联系是新生儿生活中很自然并且很重要的一部分，这有利于他将在子宫内的生活和出生后的生活联系起来，也为他在之后生活中建立基本的安全感打下基础。目前研究已经证实，如果爸爸在宝宝一出生时就参与到宝宝的生活中，那么宝宝长大后在认知、学习以及社交方面表现会更好。因此，很显然，宝宝的健康成长依赖于与父母双方有效的紧密联系。

你知道吗？

一些与母乳喂养有关的事

- 母乳喂养的宝宝会比人工喂养的宝宝更健康，同时也不需要购买奶瓶、昂贵的罐装奶粉或者其他设备。
- 研究证实，母乳喂养可以降低妈妈在日后患乳腺癌、卵巢癌以及子宫内膜癌的风险，也可以降低骨质疏松的发生率。
- 哺乳妈妈可以利用在孕期增加的体重（储存的脂肪）来产生乳汁。

- 母乳喂养超过 12 个月的妈妈患高血压、高脂血症、心脏病以及糖尿病的风险更低。

- 爸爸对母乳喂养的态度，是影响妈妈是否母乳喂养最重要的原因之一。

- 如果妈妈尚未恢复月经而宝宝日夜都是纯母乳喂养，那么在产后的 6 个月里妈妈会延迟排卵，因此母乳喂养是一个天然的、有效的避孕方式。

- 如果爸爸支持母乳喂养，并且承担起做家务的重任，妈妈母乳喂养成功的可能性也就更大，并可以坚持更长的时间。这会让家庭生活变得更和谐，也会让妈妈有更多的精力来维护夫妻关系。

- 宝宝与熟悉的、充满爱意的看护人之间频繁地进行语言、身体以及情感上的互动，可以促进宝宝的大脑发育。爸爸可以用与妈妈哺乳相同的时间来给宝宝唱歌、抱着他摇来摇去或者陪他玩。宝宝确实需要这样，而这样做也并不会把他宠坏。

- 父母与宝宝之间的眼神交流对宝宝的生长发育来说很重要。妈妈在哺乳时会和宝宝进行频繁的眼神交流。而不给宝宝哺乳的爸爸可以在给宝宝换尿布、洗澡或者陪他玩时来跟他进行眼神交流。

- 父母对宝宝的教育方式不同但互补，这可以给宝宝的成长带来益处。

- 美国儿科学会建议，对不满 6 个月的婴儿，母乳应该作为其单一的营养来源；在婴儿满 6 个月后再添加辅食，并根据母子意愿，尽可能延长母乳喂养的时间。

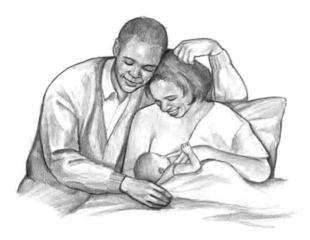

母乳喂养可以给父母创造一个享受全家欢乐时光的机会。

这对你来说又意味着什么？

爸爸在家庭中对孩子和妈妈来说都很重要，这说起来很容易，但你却很难知道该如何做，尤其在宝宝出生后的最初几个月里。你要知道，在这一时期即使做一些小事也可以帮上大忙：在妻子适应着新生活的同时对她说一些鼓励的话；在妻子小憩的时候主动帮忙做家务或照看孩子；在家人朋友质疑妻子的母乳喂养决定时自信地反击。这些微小的行为都可以让妻子意识到你正在坚定地支持着她母乳喂养的决定，并且会一如既往地支持下去。许多研究证实，丈夫的支持是妻子决定母乳喂养并能够坚持下去的最重要的因素之一。毕竟你是孩子的爸爸，也是孩子妈妈最亲近的朋友。你的这样一个支持给宝宝最好营养的决定，将对宝宝的人生产生决定性的影响。

作为哺乳妈妈的伴侣，你首先要做的就是自己亲自去了解母乳喂养的众多好处，通过阅读这一章你就可以达到这个目的（也希望你把这本书的其他部分读完）。你可以向儿科医生咨询，母乳比配方奶好在哪里，在宝宝出生后的最初几个月都可能发生些什么事。如果条件允许的话，你可以和妻子一起参加母乳喂养的培训课程。了解了母乳喂养的机制，你就可以在妻子分娩后、宝宝练习衔乳技巧的时候，给妻子提供一些帮助。许多爸爸可能还没有意识到母乳喂养带来的巨大好处，还没有参与到母乳喂养中来。

在宝宝刚刚出生后，你要让妻子在产房里尽可能地感觉舒适，以这种方式来表达对她母乳喂养决定的支持。在医院的时候，你们可以轮流抱宝宝，可以轻轻地摇晃他，也可以给他换尿布，这样妻子就能在哺乳间歇小睡一会儿。同时，在没有医学需要的情况下，在医院不要给宝宝使用安抚奶嘴、奶瓶，也不要用母乳替代品喂养宝宝等。如果宝宝因为生病而不能吃奶，你可以为妻子准备一个吸

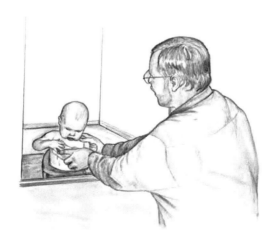

你可以给宝宝洗澡、换衣服、拍嗝，从而参与到照顾宝宝的工作中来。

奶器，并和她一起学习如何使用。

一旦你们从医院回到家里，你们的家庭生活就有了全新的开始，你作为哺乳妈妈的伴侣，所扮演的角色完全不同，并且更加重要了。在妻子和宝宝专注于建立母乳喂养规律的同时，你可以有条不紊地处理家务。如果出现了什么影响母乳喂养的事情的话，你也可以帮忙处理。可能的话，你可以早点下班回家做饭，帮忙洗衣服，陪大孩子们玩耍（也让妻子可以专注于练习哺乳，并有充分的休息时间）。

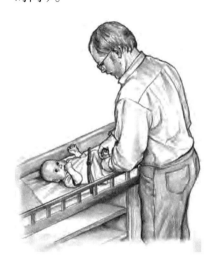

你可以在妻子哺乳时给她递一些水和吃的，在她给宝宝摆姿势的时候递给她一个枕头，或者在她需要的时候在她旁边放上一本书、一部电话、一些尿布或其他东西。如果你发现她的哺乳过程出现了一些问题，比如她在哺乳时感觉不适或者她担心宝宝没有吃到足够的母乳，你可以凭借自己的观察，用你自己的方法来帮助她。如果你发现她依然处于忙乱之中但拒绝你的帮助，你就要寻求专业人士的帮助，并告诉她你会尽力帮助她。她一定会感激你的关心和坚定的支持。

随着你和妻子对当父母越来越熟练，你将能帮忙换尿布、给孩子洗澡、陪孩子玩，这样就能让妻子在哺乳间歇睡一觉，或者有时间做自己的事情。这些与宝宝的互动对你来说是一个与他建立独一无二亲密关系的绝佳机会。一开始宝宝醒着的时间可能很少，但随着他逐渐长大，他会有越来越多的时间和你一起玩。

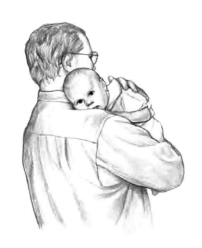

　　在吃过奶之后，吃饱的宝宝通常会开心地依偎在你怀里睡一觉或者想和你玩一会儿。你要充分利用所有的机会：在给宝宝换尿布的时候，微笑着和他说说话；如果他喜欢的话，在给他洗澡时用水泼泼他；当他哭闹时抱着他摇一摇；编一些他只和你玩的有趣的小游戏。宝宝对一些成人的活动也很感兴趣，比如出门散步或者"读"书和"看"杂志等。随着你和宝宝经历的事情越来越多，他会意识到你对他来说是爸爸，而不仅仅是妈妈的替代者。

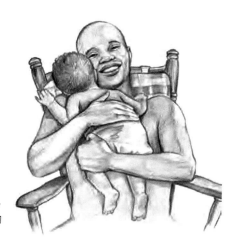

吃完奶之后，宝宝会喜欢依偎在你怀里，这对你来说是一个与宝宝建立亲密关系的好机会。

协调工作与家庭生活

工作会给母乳喂养的孩子的父母都带来更大的挑战。如果你在宝宝出生后的最初几个月继续工作，你需要和妻子认真考虑一下你是否有足够的精力。如果可能的话，在这一时期你尽量不要加班，也不要接手新项目，减少出差。如果你发现你和妻子最近都睡眠不足，你们要商量一下，重新分配照顾孩子的时间，保证你们两个都能得到充分的休息。

共同分担

有经验的父母提出的一些建议

- **小事才最重要。** 一句鼓励的话或主动提出抱宝宝，对妻子来说都是很重要的鼓励，也会让家庭生活更欢乐。你要善于发现一些可以鼓励妻子的方法，比如下班后买一束花回家；告诉你的妻子她很美；让她知道你很感激她养育孩子；早上早起一会儿做家务，让她可以多睡一会儿等。

- **关注宝宝的需求。** 宝宝出生之后，你的妻子就会开始专注于练习哺乳技巧，而有的亲戚会提出一些反对意见。这时一边工作一边学习当爸爸可能让你觉得不知所措，你可以退一步让妻子来处理这种亲戚关系。但是，在形成母乳喂养规律的过程中她仍然需要你的帮助。你要了解宝宝的需求，并想办法满足他的需求。

- **要记住，这段时间总会过去的。** 你和妻子两个人有时都感觉到劳累沮丧。在互相指责之前，你们可以提前讨论好要怎么做。

开一个玩笑、献上一个吻或主动把问题解释清楚没准就可以让气氛缓和下来。要记住，你现在的所作所为是很重要的。你们不会一直都是新手父母，你们要尽量享受这段时光。

- **了解你的孩子**。他也是你的孩子。你要让他了解你的世界，观察他的反应并享受这段独一无二的亲密关系。

如果你的妻子开始上班，她也要和你考虑同样的事情。初次面对一些全新的任务会让她有些泄气，因为她要学习如何使用吸奶器，如何把母乳储存起来以便日后使用，如何安排照顾孩子的事情，如何在工作的时候挤奶。你可以有很多方法帮助她更轻松地度过这一阶段，比如找一个合适的看护人；在每天早晨上班之前帮她把需要的东西装好；每天晚上清洗并准备好吸奶器以便第二天可以使用；每天下班之后确保妈妈和宝宝都能享受"重逢哺乳"而不受打扰。你还可以在有空的时候带着孩子到妻子的工作单位去，让宝宝享受一顿美好的"午餐"。你要知道妻子在尝试着一边工作一边学习当母亲的时候，她可能比以往任何时候都累。你要允许她偶尔退缩一下，并和她敞开心扉地沟通。

当然，你也会觉得很累或者短时间内会觉得失去信心，这时候你身边最好有一些人可以帮你放松，调节情绪。如果有一些已为父母的好朋友支持你，你会感觉好很多。这些有经验的父母可以提供一些解决问题的方法，在你们陷入困境的时候表示同情，对一些别人给新手父母提出的建议与批评他们也会提出合适的处理意见。如果你并不认识什么有经验的朋友，可以向国际母乳会（见第三章）咨询有关父母聚会的问题。最后，不要忘记你的同事，他们也会设身处地地为你考虑一些新手父母会遇到的问题，并就你所关心的问题从他们的角度提出建议。无论你选择和谁倾诉，你只要保证你确实花时间去倾诉了就行了。成为父母对每一对夫妻来说都是一个巨大的转变。与知心朋友分享人生的高潮与低谷可以加深你对这段经历的印象。

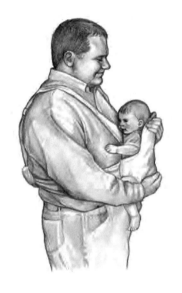

作为爸爸，你可以陪宝宝玩、抱宝宝、找一个合适的看护人、清洗吸奶器等。

母乳喂养与性生活

一个爸爸说，他听到过许多因宝宝的到来而影响夫妻性生活的笑话，但是当事情发生在他身上时，他感觉婚姻遇到了难题。突然之间，妻子就不愿意和他亲热了，一点点身体接触也不愿意！这真是新手父母很难熬的一个阶段，但是现在他们的性生活已经回归正轨，甚至比女儿出生之前还要和谐。

　　家庭新成员的到来、睡眠的严重不足以及家庭结构的彻底改变，都会对夫妻关系造成强烈的冲击（许多父母会因他们心里对对方的情感和性欲望的波动而感到惊讶）。而在宝宝刚刚降生的时候，夫妻双方的体验与经历不同，更会使问题复杂化。妻子会与宝宝时刻保持着亲密接触，而她的丈夫只能在一旁看着，也渴望更多的亲密感。在一天结束的时候，妻子也许会想到很多事，而性生活成了她心里想到的最后一件事，而她的丈夫却尤其需要这种表现爱的肢体接触。

　　当然，这也不是一定会发生的事情。一些哺乳妈妈（以及她们的丈夫）在做妈妈后的一段特定时间内，性欲会变弱。相反，一些妈妈的性欲会变强。如果你和妻子发现母乳喂养这一亲密行为有助于你们的性生活，或你们觉得在宝宝出生后 6 个月内因有了纯母乳喂养这个天然的避孕措施，你们少了一些约束，那就好好利用它。而相反，如果你的性欲减退，你要知道这一阶段总会过去的，同时要保证你和妻子有足够多的交流。保持亲密关系并不仅仅依靠性行为；当然对你和你的妻子来说，保持感觉上的亲密与联系是很重要的。接吻、用鼻子轻触对方或背部的摩挲都能比激烈的身体接触更好地表达爱意。真诚的赞美可能对新手妈妈来说很重要，因为没有太多时间进行产后恢复，她们对自己产后的身材可能有一些难为情。

枕边悄悄话

关于母乳喂养你感觉如何？

在最近的一项研究中，研究者要求一些孕妇预测丈夫对母乳喂养的态度。意外的是，她们的预测基本完全错误（与随意猜测的结果没什么两样），大多数的孕妇都觉得丈夫会反对母乳喂养。事实上她们错了。由此可见，你一定要找机会与妻子讨论关于母乳喂养与做父母的想法。这样的对话可以在产后最初难熬的几个月里帮助你们保持亲密关系，在这样一个任何一句鼓励的话都可以起作用的时期，这些对话也将成为你对妻子在母乳喂养上最大的支持。如果你喜欢看她哺乳，就如实告诉她。如果你觉得作为一个哺乳妈妈，她的身材很性感，也要让她知道。当她在公共场所哺乳，随时随地满足孩子的需求的时候，你要告诉她你为她坚持母乳喂养而骄傲。这些表示支持的坚定的话语，不但可以进一步保障宝宝的健康，而且对妻子来说可以起到有效激发性欲的作用（如果现在还没有，那么以后总会有的），并且可以改善你们之间的关系。

研究表明，大多数的夫妻在宝宝出生后第 7 个星期才恢复性生活，母乳喂养的宝宝的父母会比人工喂养的宝宝的父母更晚恢复性生活。如果了解了这种性生活的典型模式，并理解这是从妻子怀孕向新的家庭生活转变的正常的一部分，那么你就会更容易以放松的心态来看待性生活短暂的小波动，并更好地享受家庭中有新成员加入这一完美变化。

我来照顾他，你睡觉吧：父母协作，相互帮助

作为不哺乳的一方，你应该和妻子一起努力来建立一个适合你

们家庭生活方式的母乳喂养模式。对新手父母来说，你们可以就父母的职责做一次讨论。在你们睡觉之前，谁来在宝宝哭闹的时候把他搞定？早上谁做家务？你什么时候用奶瓶喂奶？随后，你们根据讨论的结果来安排时间。如果你知道你要在早上6点宝宝醒来的时候去安抚他，那么在凌晨3点宝宝醒来要吃奶的时候把宝宝交给妻子，你会少一点儿负罪感。你会渐渐发现，实际上你很享受在妻子睡觉时，你来照顾孩子，做他第一看护人的感觉。而晚上下班之后，在妻子小睡一会儿或者去洗澡的时候，你也可以主动提出带一会儿孩子。你减轻妻子照顾宝宝的压力，她也会留给你更多的精力。

站出来并承担起照顾宝宝的责任，你会重新把自己视为父母团队中有价值的一部分。作为额外的奖励，你和宝宝之间开始被动形成一种特殊的关系。额外的责任感也会让你更加感激妻子为母乳喂养所付出的努力与精力。要记住，你们花了这么多时间的陪伴，付出了这么多的爱，最终受益的是你们的宝宝。

问 & 答

我能做什么吗？

问：我的妻子坚定地认为在宝宝有需要的时候就哺乳，但是我的父母认为她这样每隔一小时哺乳（甚至更频繁）会宠坏3个星期大的宝宝。他们告诉我这样的哺乳频率会使我们的宝宝无法理解责任感，也学不会自我控制，长大了就会对我们这些长辈指手画脚。到底谁是对的呢——我的妻子还是我的父母？我应该怎样做才能让他们都满意呢？

答：你的父母关于哺乳的这种观点是很常见的，但是正如我们在第六章中提到的，这也是不正确的。3个星期大的宝宝还没有到能被宠坏的时候，而知道他的需求可以一直被满足，对他来说是有益的。你也许并不能改变父母的想法，但是你要向他们表明你支持妻子的做法——无论何时，只要宝宝有需求妈妈就哺乳。你对妻子的支持以及你和她站在统一战线上会使她很感动。支持她的同时，你也给宝宝组建了一个强有力的父母团队，可以在接下来的几年里使这个家运转得更好。更有可能的是，最终你的父母看到你们两个做出的决定是正确的。

问：我们的宝贝儿子亨利现在两个月了，到现在为止他晚上还没有睡过一个整觉。我的妻子感觉很累，因此最近我会在亨利吃奶之前陪他玩一会儿，以便妻子多睡一会儿。可是亨利只是一直哭，而且哭声越来越大，直到把妻子吵醒来抱他。我有什么办法能让他开心，以便让妻子多睡一会儿呢？

答：你的宝宝哭闹是在告诉你，他饿了需要吃奶。通过满足他的需求，你可以让他越来越信任你、依赖你，这样就能为他童年的健康成长打好基础。虽然你的妻子很辛苦，但是在宝宝饿了之后给他吃奶还是很重要的。为了让妻子在夜间哺乳更轻松，你可以把宝宝抱到她身边，让她躺在床上半睡半醒时哺乳，然后你来给宝宝换尿布并把他哄睡。你也可以把宝宝放在离床很近的摇篮或婴儿床里，这样你的妻子就不用起床抱孩子了。让婴儿与父母同处一室，还有一个好处是可以减少婴儿猝死综合征的发生概率。许多夫妻会分"白班"和"夜班"。例如，妈妈在晚上照顾宝宝，清晨哺乳之后，爸爸起床来照顾宝宝，并在两次哺乳之间尽可能地满足宝宝的不同需求。随着宝宝长大，他吃奶的频率会下降，也会睡更长的时间。同时，你的妻子和宝宝都会感谢你。

问：我和孩子的妈妈在她怀孕的时候离婚了，她得到了孩子的抚养权。我想安排时间探望孩子，这对一个母乳喂养的宝宝来说可能吗？

答：你能意识到吃奶是宝宝在这一阶段的首要需求，这就是一个良好的开端。理想状态下，你可以和宝宝的妈妈根据宝宝的需求，商量好探望的时间，而不必先考虑法院的强制规定。最好的探望时间应该根据宝宝曾与妈妈分开的时间的长度和频率安排。随着宝宝长大你可以逐渐延长时间。如果妈妈没有外出工作，而是在宝宝有需求的时候就哺乳，那么刚开始你可以进行频繁但短暂的探望（可以在约定好的日子上班前、午餐时间或下班后去和宝宝待 1 小时，最好是在宝宝妈妈的家里）。如果宝宝可以适应和看护人分开较长时间，你可以在这段时间内成为宝宝的看护人。随着你和宝宝待在一起的时间越来越多，你要和宝宝的妈妈商量可以让她提前挤出母乳，然后交给你用奶瓶喂宝宝。在宝宝 6 个月以后你就可以给宝宝喂其他食物了。一旦到了这个阶段，宝宝的吃奶间隔越来越长，对你来说带孩子出去玩也就更方便了。渐渐地，他就可以和你一起过夜并和你一起度过周末时光了。

第十二章

断　奶

• **关键点** •

– 断奶是你（和宝宝）终要做出的决定。

– 循序渐进、由宝宝主导的断奶，有助于你们平稳地度过这个时期。

– 母乳喂养无论持续多久，都比没有母乳喂养好，而且母乳喂养持续的时间越长，对宝宝的健康就越有益。

– 鼓励一下自己吧，你给孩子的人生打开了健康之门！

你姐姐的孩子或许 8 个月大时就断奶了，你好朋友的孩子 2 岁时才断奶。现在你的女儿已经 1 岁了，你会注意到她对吃奶的兴趣越来越小。通常，妈妈无法明确知道什么时候该断奶，但对所有的哺乳妈妈来说断奶都是一件不可避免的事情。断奶的关键，就是要循序渐进，并确保你和宝宝都做好了准备。

现在是合适的断奶时机吗？

断奶与否完全是个人的选择，一些妈妈会惊讶于她的目标和期望与其他妈妈的目标和期望有很大的不同，甚至有可能与宝宝的期望也大相径庭。有可能你和宝宝都喜欢伴随母乳喂养而来的亲密关系；你也许希望一直到宝宝开始学走路时还继续母乳喂养，但是宝宝好动的天性可能很难让他有耐心继续吃奶；有的宝宝可能想 1 岁之后继续吃奶，尤其是在他睡觉之前或需要安慰的时候。但是你得进入养育孩子的下一个阶段，赋予自己与孩子更多的独立性。你无论什么时候，因为什么原因，决定断奶（或者在某些情况下，你突然意识到母乳喂养的频率开始自发降低），都要把这一变化当作你生活中积极的一步，以及宝宝成长道路上的全新开始。

　　提前计划何时断奶，或尝试确定宝宝最合适的断奶年龄，对父母们来说是一件尤其困难的事情。我们的文化传统很少会精确地告诉我们什么时候该完全停止母乳喂养，不过你身边的亲戚朋友对于什么是宝宝和妈妈最好的选择似乎都胸有成竹。美国儿科学会建议只要妈妈与宝宝都愿意，宝宝 1 岁之后可以继续母乳喂养。然而，相比于其他国家的妈妈，美国妈妈选择断奶的时间要早得多。最新的统计数据显示，在美国 2013 年出生的婴儿中，有 31% 的孩子接受了至少一年的母乳喂养。在美国，少数族裔妇女纯母乳喂养的时间往往较短。此外，年轻、教育程度低、收入低的母亲采用母乳喂养的可能性都比较低。这并不是对妇女的控诉，而是反映了在美国社会母乳喂养是多么困难。无论是在医院、工作场所、社区，还是在一些妇女的家里，都存在着多种障碍。并非所有的妇女都能得到她们所需要的支持，并且在美国的某些地区，资源可能很有限。许多妇女无法得到相同文化或种族背景的同伴或专业的母乳喂养的支持。移民到美国的妇女往往不太可能像她们在原籍国那样进行或继续母乳喂养。缺少带薪产假也使母乳喂养在美国更具挑战性。我们知道大多数母亲开始时确实是在进行母乳喂养，因此我们知道很多母亲具有母乳喂养的意愿。

无论受到什么因素的影响，所有的母亲和宝宝都要面临断奶的那一天。在美国，断奶往往是由妈妈发起的，而在大多数其他文化中，是宝宝觉得自己准备好的时候才开始断奶。在世界范围内，宝宝断奶的平均年龄在 2~4 岁，而在一些社会中，母乳喂养一直持续到宝宝 6 或 7 岁。在今天的美国，广大人群普遍接受较晚断奶。

有关长期母乳喂养给宝宝的生长发育以及妈妈的健康带来众多益处的研究越来越多。研究者发现母乳的成分会在宝宝 1 岁之后继续发生变化，它将继续给宝宝提供一些有益的营养物质，并有利于宝宝免疫系统的发育。研究也提供了一些证据，证明了母乳喂养的"剂量效应关系"，也就是母乳喂养持续的时间越长，宝宝吃到的母乳越多，宝宝和妈妈的健康状况越好。进一步的研究也证实，1 岁以下的宝宝母乳喂养的时间越长，他们在认知能力以及学习测试中的表现也越好。这一点对母乳喂养超过 8 个月的宝宝来说尤其明显。更长时间的母乳喂养对宝宝的身体有某些特定的好处，比如预防一些儿童重大疾病（如白血病及淋巴瘤）。而延长母乳喂养时间则会带来额外的预防癌症的效果，如果妈妈坚持母乳喂养 2 年，那么这会降低妈妈在日后患乳腺癌的可能性。因为上述原因以及一些其他原因，世界卫生组织建议对 6 个月以内的宝宝进行纯母乳喂养，并鼓励妈妈坚持母乳喂养到宝宝 2 岁。

一生的经历

关于断奶的一些普遍感受

正如许多有经验的父母所说，要结束人生的这一阶段你会有一些很复杂的情绪，或许还有一丝紧张。无论你是无法想象不再哺乳的场景，还是渴望更多的自由，你会惊诧于给宝宝断奶的这个想法对你的影响竟会如此之大，甚至会让你产生激烈的情感变化。一些妈妈会因为放弃母乳喂养带来的与宝宝之间的亲密关系而感到难过，另一些妈妈则会处于想要更多自由与想继续和宝宝维持亲密关系的矛盾之中。

关于这一重大转变，无论你有什么感想（你可能将它们同时或一个接一个地感受一遍），你要知道这样的情感反应是自然的，也是正常的。在断奶之初多抱一抱宝宝并和他互动，有利于你稳定情绪并开始适应作为妈妈的一个新阶段的生活。

你可以和经历过断奶的妈妈们进行交流，或者将你的心路历程写下来，然后在宝宝长大之后和他分享。你要记住断奶是帮助宝宝成长的自然的一步。如果你与宝宝可以找到维持亲密关系的新方法，你们就可以顺利地度过这一阶段，宝宝也将茁壮成长。

最自然的断奶时间，就是宝宝主动开始这一过程时。在宝宝6个月大的时候，他开始吃含铁和蛋白质的米粉，断奶就自然而然开始了。虽然在添加各种菜泥和果泥之后，宝宝吃母乳的量还是没有很大变化，但是饮用其他液体将抑制宝宝吃母乳的欲望，并加速宝宝断奶的过程。一些宝宝在1岁左右就不再对母乳感兴趣，而对其他的食物更感兴趣，他们开始吃各种各样的辅食并用杯子喝东西。另外一些宝宝则是在学步期开始自发断奶。宝宝的活动范围越来越大，越来越不愿意坐着不动吃奶。在这段时间内你可以每2~3天减少一次哺乳，逐渐减少哺乳次数可以保证断奶平稳进行，没准宝宝正忙着和周围的新鲜事物玩耍而忘记了吃奶。

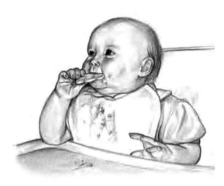

大一点儿的宝宝更喜欢自己尝试多种食物
的味道和口感，表现出更强的独立性。

　　然而，你也许会因为一些自己的原因更早开始断奶。这其中可能包括你离家的时间变长、再次怀孕、工作限制或者逐渐丧失对母乳喂养的兴趣（然而，要知道即使你再次怀孕或开始上班，你也可以继续进行母乳喂养，与此同时也许可以减少哺乳次数或给宝宝添加配方奶）。相比于宝宝主导的断奶，你主导的断奶可能没那么容易；但是如果你有足够的耐心与细心，这一过程也是可以完成的。同时，你要关注宝宝与你自身的需求。对于那些并没有实际经历的人提出的建议或批评，你要有选择地听，也不要将你的情况和别人的情况进行比较。如果你再次怀孕，你也可以考虑重新制订断奶时间表。要知道无论你选择在多早或多晚断奶，你都已经通过母乳喂养给宝宝提供了最好的营养了，即使持续时间不长但也聊胜于无。只有你能决定对你和宝宝来说什么是最好的。

要不要断奶呢？

父母有不同意见的时候

许多妈妈，尤其是那些只有一个孩子的妈妈，在考虑适宜的断奶时间时，都会受到家庭传统、文化背景以及其他人意见的强烈影响。因为总体上，美国的爸爸越来越多地参与到养育孩子的过程中，他们也会提出自己的意见，甚至是特别强硬的意见，比如母乳喂养到宝宝几岁比较合适。如果你的丈夫的亲人中有人支持哺乳到宝宝学步期，他也许会不赞同你在宝宝1岁时断奶的决定；如果他的妈妈没有进行过母乳喂养或明确反对你继续哺乳，他也许会强迫你在你和宝宝没准备好之前就断奶。

如果面临这样的情况，你一定要在心里默默地告诉自己，你的丈夫心里想的是为你和宝宝"做对的事"，并对影响他想法的那些人和事表示尊重。如果你觉得他关于这件事情的决定，更多的是基于"以前大家都这么做"，而不是基于科学证据和专家意见得出的结论，你可以建议他阅读相关书籍并让儿科医生、母乳喂养专家或国际母乳会的志愿者（见第三章）帮你推荐一个父母团体或父亲俱乐部。你们可以在有助于孩子生长发育的大前提下讨论问题的解决方法。你要仔细聆听他的意见和他所给出的理由。什么时候断奶的最终决定应该是由你和你的宝宝来做，但是也要考虑丈夫的意见并尊重他的想法与期待（比如延长丈夫和宝宝待在一起的时间），你可以把冲突转化成对家庭成员来说更好的成长与加深理解的机会。如果你们的意见一直有冲突，可以向儿科医生或家庭医生寻求专业帮助。

逐渐分离：如何断奶？

正如之前提到的，断奶是一个自然的过程，对你和宝宝来说最好就是让断奶自然发生。断奶的一个关键词就是循序渐进，给宝宝提供营养的方式和你与宝宝的亲密关系将渐渐转换为其他途径，在几个星期或几个月内你会渐渐减少哺乳的次数和时长。这样你和宝宝就可以有时间来寻找其他方式以维持你们之间的亲密感，表达并接受爱意，并且确保宝宝在你完全停止母乳喂养之前摄入合适的营养。同时，你也要避免断奶可能引发的一些冲突和摩擦，并将一些可能出现的身体不适的影响降到最小，比如涨奶。

如果想让一个至少1岁的宝宝开始循序渐进地断奶，那最有效的方法就是不要给他哺乳，等一段时间之后看看他是否还要求吃奶。最初要跳过一次哺乳的时候，你最好选择午餐时候的那一次，这时宝宝已经吃了辅食或喝了牛奶、水一类的饮品。在午餐之后宝宝或许会对其他活动更感兴趣，这样他就可能忘掉吃奶的事情，也不会在这个时间再要求吃奶了。不过，如果你的宝宝有吃奶的愿望，你还是要满足他。断奶，和生长发育过程中的其他事情一样，还是要以宝宝的需求为主。无论如何，拒绝哺乳只会增强他的欲望并让他专注于这件事。在哺乳时，用新的食物来吸引他或者其他形式的干扰，是帮助他断奶更积极有效的方法。

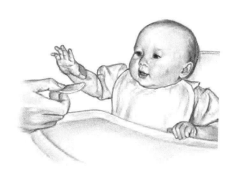

在有规律的两次哺乳之间给宝宝吃一些新食物有助于他断奶。

健康的替代品

代替母乳

在断奶的过程中，宝宝的年龄决定了该给他提供什么样的营养物质来代替母乳。1岁以下的宝宝应该选加铁的配方奶，而不是全脂牛奶。一般来说，1~2岁的宝宝可以喝全脂牛奶，低脂牛奶和脱脂牛奶对2岁以上的宝宝来说是不错的选择。然而最近的研究显示，如果体重超标，1~2岁正在学步的孩子应该喝低脂牛奶。

一旦你的孩子已经适应了在午餐时间跳过一次哺乳，那你可以考虑用同样的方法再跳过一次哺乳。将他的注意力转移到新的活动或其他食物上，并给予他情感支持（比如给他非常喜欢的毯子或毛绒玩具），这可以让他更容易地完成这一转变的过程。如果他还是要吃奶，那你就继续哺乳，让他知道当他探索周围世界的同时，你还依然在他身边。如果他有一两个时间段坚持要吃奶（通常是临睡前和早晨刚起床后），那么只要他还有吃奶的意愿你就要哺乳。即使是最忙碌的家庭，在这样安静的时间也不会有过多的干扰，并且这也是你维持和宝宝之间亲密关系的好方法。

　　一些妈妈发现在断奶过程中，如果让宝宝把注意力转移到其他活动上，并不是很困难，但是让宝宝学会使用像奶瓶或学饮杯这样的容器来吃奶，可能有一些困难，对婴儿以及学步期的宝宝来说尤其是这样。在第九章，我们介绍了一些方法帮助宝宝从直接吮吸乳头吃母乳转向用奶瓶或学饮杯吃母乳。你可以用同样的方法让宝宝喝配方奶（1 岁以下的宝宝）或牛奶（1 岁及以上的宝宝）。然而要知道，如果你选择让宝宝断奶之后用奶瓶，随后你还要让他从用奶瓶变成用杯子。为了保持良好的口腔卫生，预防龋齿，9 个月以上的宝宝断奶之后应该用杯子而不是用奶瓶喝奶。

　　如果你家里有一个大一点儿的孩子，你可以用相同的循序渐进的方法教另外一个小一点儿的孩子使用奶瓶或杯子。如果你决定在断奶之后让宝宝用奶瓶，那就要花上几天时间慢慢地教他。你可以先在一次喂奶过程中让宝宝使用奶瓶，比如午餐时候的那一次，然后逐渐增加使用次数。如果宝宝并不是十分饿的话，这种方法就会很有效，因为他会有更多的耐心来尝试使用奶瓶。你要注意宝宝的反应。有一些宝宝在妈妈以外的人递奶瓶时，会更愿意尝试（但有一些宝宝更愿意在妈妈怀里尝试用奶瓶）。如果你或者其他人已经尝试了好几天让宝宝用奶瓶，但宝宝一直拒绝，那你可以换一种奶嘴或者换成杯子。如果宝宝在使用安抚奶嘴，他可能也习惯用相似类型的奶嘴。对于自己喜欢的奶嘴类型，宝宝会非常专一，一旦你选用了他们喜欢的奶嘴，他们会很容易适应。同时，在这个学习的过程中，不要强迫宝宝接受奶瓶。人工喂养和母乳喂养是有很大不同的，宝宝也需要一定的时间来调整。为了让他接受奶瓶而给他过多的压力会让他抗拒用奶瓶（见第九章）。

开始用奶瓶之后，一些宝宝会对吮吸妈妈的乳头感到不满，因为乳房中乳汁的流速比奶嘴中配方奶的流速慢多了。如果你的孩子出现了这种情绪，你可以在他感觉过于饥饿、对流速缓慢的乳汁越来越不耐烦之前哺乳。你还可以在哺乳的时候轻轻按摩乳房，以使乳汁顺利流出（在哺乳之前的一两分钟你可以先使用吸奶器，这也有助于你在哺乳的时候乳汁更快流出）。使用低速奶嘴也能减少人工喂养和母乳喂养之间的差异。

还没到时候……

什么情况下不能断奶？

在大多数情况下，断奶的决定应该是基于妈妈和孩子的内在需求以及一些实际的家庭情况。在某些情况下，最好推迟断奶的时间，直到情况有所好转。主要有以下几种情况。

食物过敏。如果你或孩子的爸爸有过敏家族史，要向儿科医生或其他健康专家咨询，是否要把断奶时间推迟到孩子 1 岁以后。就像在第七章中提到的，如果你的孩子出现牛奶过敏的症状，你们还要避免让孩子喝牛奶或食用其他乳制品。但最近的研究表明，妈妈在怀孕和哺乳期间接触潜在的过敏原实际上可以预防宝宝过敏，因此不再建议对妈妈的饮食进行限制。

生病。如果你的孩子患了感冒、正在长牙、最近住过院或者身体没有处于最佳状态，你就要推迟开始断奶的时间，直到他恢复到最佳状态。如果你感觉身体有一些不适，也应该推迟开始断奶的时间。最好在你和孩子的身体与情感都处于最佳状态的时候再开始断奶。

家庭的变化。如果你再次怀孕或最近又生了一个孩子，除非大孩子表现出了断奶的倾向，否则你最好不要选择在这个时候断奶。然而，你也要优先考虑你和小婴儿的需求。你要先给小婴儿哺乳，但也要顾及其他孩子的感受。同样的，搬家、离婚、看护孩子的全新情况，你重新开始上班以及其他可能带来压力的情况，都不是开始断奶的最佳时机。理想状态下，你应该在你和孩子都没有很大压力的时候开始断奶。

许多妈妈，尤其是宝宝比较大的妈妈，会选择使用杯子来给宝宝断奶——因此就减少了宝宝日后再从奶瓶向杯子转换的过程（奶瓶对宝宝来说是一个代表爱意与安全感的物品，让他放弃使用奶瓶会是一件非常困难的事情）。想让宝宝使用杯子，你可以在一开始让宝宝使用一个小塑料杯，或者最好是学饮杯——上面有一个可拆卸的盖子防止液体洒出，并且有两个把手让宝宝可以抓着。宝宝很可能一开始把它当作玩具拿在手里玩，也有可能喝一次就扔一次。这对婴儿以及学步期的孩子来说都是很正常的现象，也是他正在熟悉这一新用具的过程。

在抚养孩子的过程中，一些突发状况会把我们做父母的完美计划打乱，因为现实中孩子的个性、需求以及身边的环境不同。也许你已经专门留出时间，打算用轻松的方法给宝宝断奶，并知道要对这一过程多加注意，但你的孩子可能自己突然不吃奶，或完全不吃

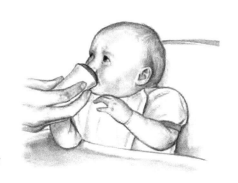

相比于奶瓶，一些母乳喂养的宝宝断奶后可能更习惯使用学饮杯。

母乳。他决定在今天开始改变而不是明天，这并不是对你的否定，而是一种独立的表现。同样的，如果宝宝吃奶的时间比你预想的还要长，不要把这件事归结于他还不成熟、缺乏自信或过度依赖你。相反，你可以确定你的宝宝仍然非常看重吃奶这件事，并从吃奶时的拥抱里获得了安全感与安慰。

慢一点儿！
断奶期间发生的身体变化

在断奶这一过程中，大一些的婴儿或学步期孩子的妈妈刚开始几乎不会注意到泌乳量开始减少，以及身体发生的其他变化。在宝宝从纯母乳喂养转向添加了配方奶、牛奶或辅食的混合喂养时，你应该注意到的最重要的身体变化之一，就是你体内的激素分泌逐渐回归到孕前水平。这会影响你雌激素和黄体酮正常的分泌周期，影响到排卵，影响到再次怀孕。在宝宝6个月后，你再次怀孕的可能性也随之上升。如果你不想立刻怀孕，你可以和妇科医生以及丈夫讨论一下几种可能的避孕措施（有关介绍请见第六章）。

即使你已经断奶，但你的乳房发生的一系列变化则需要更长的时间去恢复。在宝宝停止吃奶之后的数月内，你还是有可能继续分泌乳汁，尤其当你的乳头受到了刺激或你想检查一下乳头是否还有乳汁分泌的时候。乳房恢复到怀孕前的大小很可能需要几个月的时间。在断奶之后，一些女性会发现她们的乳房在大小和坚挺程度上和怀孕之前有一些不同。如果你的乳房出现了小肿块或者什么其他异常你都应该及时向医生反映。

如果你正在循序渐进地断奶，那么由涨奶而引起的乳房疼痛应该不会引起太大的问题。随着宝宝需求的减少，你的乳房也会相应地减少乳汁分泌，直到不再分泌。然而，如果你的宝宝突然不吃奶了，你可能会出现一些不适。在这种情况下，你要在感到乳房充盈时将乳汁尽量全部挤出。只挤出一点点乳汁反而会刺激乳房分泌更多的乳汁，从而引起更严重的不适（持续的、无法缓解的涨奶可能增加你患乳腺炎的风险）。同时，如果可能的话要尽量让你的宝宝更平缓地断奶。当然，如果他对吃奶完全不感兴趣了，你也不应该强迫他，但是你可以稍稍减慢断奶的速度，这样不会使你的身体太过不适。断奶对你的宝宝来说很重要，对你们一起迈入亲子关系的新阶段也很重要。

如果宝宝拒绝

对于从母乳喂养转向人工喂养——无论这一过程进行得多么慎

重和缓慢，一些宝宝可能表现出强烈的反对。如果你想在特定的时间内断奶，这种抗拒可能让你很失望（比如你必须重返校园或职场，而你决定不再在空闲时间挤出乳汁给宝宝喝）。不幸的是，你对于断奶这一过程有多焦虑，完成它就有多困难，因为宝宝能感受到你的不耐烦。

最好的解决方法就是深呼吸，你提醒自己这一阶段总会过去，并温习前面那些要点和给出的建议。你也可以逐渐缩短每次哺乳的时间，作为完全停止母乳喂养的前奏。在宝宝习惯吃奶的白天，你可以避开平常哺乳的地点，让宝宝玩一些感兴趣的游戏，这样可以避免宝宝想起吃奶这件事。另外，你要避免一些暗示哺乳的做法，比如把他抱在你的大腿上，在他面前露出乳房，甚至单纯坐下来。同时不要忘记，相比于以前，你要给宝宝更多的爱意、拥抱和亲吻。对于大一点儿的宝宝，母乳喂养的情感作用是强大的，所以妈妈最好能用其他的身体接触方式和表达爱意的形式来代替。

如果宝宝仍然拒绝断奶，你要考虑能否继续母乳喂养，可以减少哺乳的次数，与此同时在其他时间给宝宝使用学饮杯、奶瓶，并吃其他食物。部分断奶（比如刚开始保留早起与睡前的哺乳，然后逐渐停止早起哺乳）可以减少你和宝宝之间不必要的冲突，你也可以向宝宝表示你关注着他的感受并做出回应。最终，你可以和宝宝在结束母乳喂养上达成一致。同时，在你们的亲子关系中，你想了解他的需求并满足他的绝佳模式会在这之后的很多年得以保留。

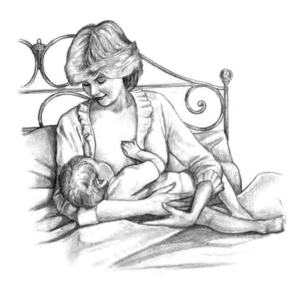

学步期的宝宝可能用吃奶寻求安慰与安全感，同时他可以继续得到营养并增强免疫力。

陪我玩！与你的宝宝形成一个全新的亲子关系

毫无疑问，母乳喂养的终结会是你和宝宝亲子关系发展中的一个里程碑。起初你也许会有些许不舍，甚至会嫉妒其他正在哺乳的妈妈，不过很快你就会发现宝宝不吃奶长得也很好。同样的，不哺乳你也可以过得很好。你和宝宝会探索出新方法来发展你们的亲子关系。如果你计划再次怀孕的话，就要确保得到足够的休息，当然在未来你也可以继续享受同样的母乳喂养过程。

现在，你终于完成了母乳喂养，你应该为自己将这项"工作"做得很好而自豪。作为一个哺乳妈妈，你需要大量的知识、精力以及时间，但这也是你人生当中回报最大的"工作"之一。你可以亲眼见证一个小婴儿成长为一个健康、自信、无忧无虑的孩子，你也可以看到关于爱与承诺的第一课在宝宝的心中生根发芽，并让他可以更好地参与社交活动，走向更广阔的世界。直到有一天他也为人父母，他也会与他的宝宝建立特殊的联系，就像你在养育他的过程中与他建立的一样。

问 & 答

他还需要我吗？

问：我被告知在一个星期之后需要动手术。我担心在术后恢复期间母乳喂养会难以维持，所以我想在接下来的一个星期内给宝宝断奶。我能在这么短的时间内做到吗？

答：就像第五章中提到的那样，很少有手术需要妈妈完全停止母乳喂养。在一些需要暂时中断母乳喂养的情况下，你可以提前将乳汁挤出并冷冻起来，在你可以继续哺乳之前给宝宝吃，只有在没有其他选择的时候才选择突然断奶。如果你一定要在这么短的时间内断奶，你可以照本章前面部分提到的步骤来操作，但是要加快速度。同时你还可以在乳房上放卷心菜来减轻不适（见第 154 页）。对于加快断奶的过程，宝宝可能有一些抗拒，你最好在完全断奶之前让他尝试其他几种喂养方式。同时，你一定要给宝宝足够多的拥抱，陪他玩，以及有更多维持你们之间亲密关系的其他举动，来打消他可能出现的一些疑虑。你要记住，在适应这样一个突然变化的同时，你也需要缓解乳房可能出现的涨奶，并对可能出现的激素分泌和情绪波动做好准备。

问：我的孩子现在好像把辅食、牛奶作为获得热量的主要来源，他只有在感觉不安或想睡觉的时候才想吃奶。如果哺乳与其他行为相比变成了一种获得安慰的方式，这样的母乳喂养还是健康的行为吗？

答：你的孩子也许通过哺乳得到了安慰与安全感，当然他也从这一过程中获得了营养，增强了免疫力。无论如何，情感上的支持都是母乳喂养的一个非常重要的作用。他在情绪低落的时候去吃奶，能获得安全感，并在此之后迅速恢复活力。哺乳可以使孩子建立自信，并保证他有足够的安全感与幸福感。当然，还没有证据显示延长母乳喂养时间会让孩子更依赖父母或以某种形式对他造成伤害。相反，许多父母自豪地发现孩子在长时间母乳喂养之后，变得更加独立、健康并且非常活泼。只要你对哺乳没有任何不适，你就没有理由停下来。

问：我的宝宝3岁了，几乎断奶了。但是如果睡前不吃奶她就很难睡着。我可以让她吃着奶睡着吗？还是我应该坚持让她学着自己睡着？

答：对宝宝来说，吃着奶睡着会非常愉悦，她可能很小的时候就养成了这个习惯。宝宝的确需要一些方法让自己慢慢睡着，在睡前吃奶可以令你的女儿足够放松，并把注意力集中到如何睡着上。但是，任何一种奶或果汁都可能导致她患龋齿，因此你要让她在吃奶之后刷牙，再给她讲一个短小的睡前故事，并给她一个晚安吻，慢慢哄她睡着。